Best of Pflege

Mit „Best of Pflege" zeichnet Springer die besten Masterarbeiten und Dissertationen aus dem Bereich Pflege aus. Inhalte aus den etablierten Bereichen der Pflegewissenschaft, Pflegepädagogik, Pflegemanagement oder aus neuen Studienfeldern wie Health Care oder Ambient Assisted Living finden hier eine geeignete Plattform. Die mit Bestnote ausgezeichneten Arbeiten wurden durch Gutachter empfohlen und behandeln aktuelle Themen rund um den Bereich Pflege. Die Reihe wendet sich an Praktiker und Wissenschaftler gleichermaßen und soll insbesondere auch Nachwuchswissenschaftlern Orientierung geben.

Weitere Bände in der Reihe http://www.springer.com/series/13848

Alexandra Allmacher · Eva Stähling

Die Beziehung zwischen Auszubildenden und Pflegenden

Eine pflegepädagogische Studie zum Einfluss auf das Lernen

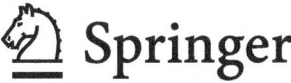

Alexandra Allmacher
Weiterstadt, Deutschland

Eva Stähling
Roßdorf, Deutschland

ISSN 2569-8605 ISSN 2569-8621 (electronic)
Best of Pflege
ISBN 978-3-658-25395-0 ISBN 978-3-658-25396-7 (eBook)
https://doi.org/10.1007/978-3-658-25396-7

Die Deutsche Nationalbibliothek verzeichnet diese Publikation in der Deutschen Nationalbibliografie; detaillierte bibliografische Daten sind im Internet über http://dnb.d-nb.de abrufbar.

© Springer Fachmedien Wiesbaden GmbH, ein Teil von Springer Nature 2019
Das Werk einschließlich aller seiner Teile ist urheberrechtlich geschützt. Jede Verwertung, die nicht ausdrücklich vom Urheberrechtsgesetz zugelassen ist, bedarf der vorherigen Zustimmung des Verlags. Das gilt insbesondere für Vervielfältigungen, Bearbeitungen, Übersetzungen, Mikroverfilmungen und die Einspeicherung und Verarbeitung in elektronischen Systemen.
Die Wiedergabe von Gebrauchsnamen, Handelsnamen, Warenbezeichnungen usw. in diesem Werk berechtigt auch ohne besondere Kennzeichnung nicht zu der Annahme, dass solche Namen im Sinne der Warenzeichen- und Markenschutz-Gesetzgebung als frei zu betrachten wären und daher von jedermann benutzt werden dürften.
Der Verlag, die Autoren und die Herausgeber gehen davon aus, dass die Angaben und Informationen in diesem Werk zum Zeitpunkt der Veröffentlichung vollständig und korrekt sind. Weder der Verlag, noch die Autoren oder die Herausgeber übernehmen, ausdrücklich oder implizit, Gewähr für den Inhalt des Werkes, etwaige Fehler oder Äußerungen. Der Verlag bleibt im Hinblick auf geografische Zuordnungen und Gebietsbezeichnungen in veröffentlichten Karten und Institutionsadressen neutral.

Springer ist ein Imprint der eingetragenen Gesellschaft Springer Fachmedien Wiesbaden GmbH und ist ein Teil von Springer Nature
Die Anschrift der Gesellschaft ist: Abraham-Lincoln-Str. 46, 65189 Wiesbaden, Germany

Geleitwort

Gern sind wir als Betreuerinnen und Gutachterinnen der hier veröffentlichten Masterthesis der Bitte der Autorinnen um ein Geleitwort nachgekommen. Die Arbeit mit dem Titel „**Die Beziehung zwischen Auszubildenden und Pflegenden. Eine pflegepädagogische Studie zum Einfluss auf das Lernen.**" geht einer interessanten Forschungsfrage nach, die zugleich innovativ für die Fachwelt ist.

Das zentrale Anliegen der Autorinnen besteht darin, die Auswirkungen der Qualität der Beziehung von Auszubildenden zu examinierten Pflegekräften zu beschreiben und in ihrer Bedeutung für das interaktive Lernen im Prozess der Ausbildung zu analysieren. Thematisch befindet sich diese Fragestellung in einer unmittelbaren Schnittstelle von Psychologie, Kommunikationswissenschaft und Pädagogik.

Auf der Basis einer exzellent recherchierten Literaturanalyse wird zunächst die aktuelle Situation in ihrem Anforderungsgehalt trefflich charakterisiert. Sodann erfolgt einfühlsam, souverän und kenntnisreich die skizzierende Darstellung aller einschlägig relevanten wissenschaftlichen Definitionen und Theoreme aus den Bereichen der humanistischen und pädagogischen Psychologie. Auf diesem Fundament fußt die Darlegung der aktuellen Studienlage als Problemaufriss.

Im empirischen Teil werden 12 Interviews (davon 7 mit examinierten Pflegenden) mittels einer qualitativen Inhaltsanalyse sehr sorgfältig ausgewertet und interpretiert. Hiermit leisten die Autorinnen einen wesentlichen innovativen fachlichen Beitrag zu einer Fragestellung, die so zuvor noch nicht untersucht wurde.

Mit hervorragender methodischer Kompetenz wird die Intention der phänomenologischen Psychologie beschrieben und in ihren ethischen Implikationen reflektiert. Es folgt eine wissenschaftliche Diskussion der Ergebnisse und eine kritische Auseinandersetzung auch mit der Limitation des eigenen Ansatzes. Der Theorie-Praxis-Transfer ist bestens gelungen.

Sprachliche Gestaltung und logische Gedankenführung machen den Text zu einer faszinierenden Lektüre.

Aus all diesen Gründen wünschen wir diesem Buch und dessen Autorinnen viele Leserinnen und Leser, die dann wiederum in der Praxis der Ausbildung auf eine verbesserte lernförderliche Beziehungsgestaltung hinwirken.

Prof. Dr. phil. Birgit Stappen
Prof. Dr. phil. Susanne Schewior-Popp

Katholische Hochschule Mainz
Fachbereich Gesundheit und Pflege

Inhalt

1 **Einleitung** 1
  Alexandra Allmacher

2 **Hintergrund** 5
  Alexandra Allmacher
  2.1 Die Bedeutung des Pflegeberufes 5
  2.2 Struktur der Ausbildung 6
  2.3 Entwicklungspsychologische Herausforderungen an
      Auszubildende 8
  2.4 Die Rolle von Gesundheits- und (Kinder-) Krankenpflegenden
      in der Ausbildung 9
  2.5 Besonderheiten des Lernens in der Ausbildung der Gesundheits-
      und (Kinder-) Krankenpflege 10
  2.6 Die Bedeutung des Erlebens für ein Individuum 10
  2.7 Zusammenführung 11

3 **Theoretischer Hintergrund: Beziehung, Erleben, Lernen** 13
  Eva Stähling
  3.1 Beziehung 13
      3.1.1 Definitorische Grundlagen 13
      3.1.2 Rollenbeziehungen und persönliche Beziehungen 16
      3.1.3 Beziehungen im Berufsleben 17
      3.1.4 Beziehungsklassifikationen 18
      3.1.5 Beziehungsqualitäten 20
      3.1.6 Beziehungsfunktion 21
      3.1.7 Beziehungsdynamik 21
  3.2 Erleben 22

3.3 Lernen 23
    3.3.1 Kognitionspsychologisches Lernverständnis 24
        3.3.1.1 Einführung 24
        3.3.1.2 Das Dreispeichermodell des Gedächtnisses 25
        3.3.1.3 Die Gedächtniskapazität 31
    3.3.2 Behavioristisches Lernverständnis 32
        3.3.2.1 Klassische Konditionierung 32
        3.3.2.2 Operante (instrumentelle) Konditionierung 34
    3.3.3 Konstruktivistisches Lernverständnis 34
    3.3.4 Lernen in der kognitiven Entwicklungstheorie Piagets 37
        3.3.4.1 Einführung in Piagets Theorie 37
        3.3.4.2 Adaption, Assimilation, Akkommodation 38
        3.3.4.3 Piagets Lernbegriff 40
        3.3.4.4 Piagets Entwicklungsstufen 40

4 Darstellung der Studienlage 43
Alexandra Allmacher
4.1 Darlegung der Literaturrecherche 43
4.2 Ausbildungsreport Pflegeberufe 2015 (ver.di, 2016) 45
4.3 Lernen sichtbar machen (Hattie, 2015) 47
4.4 Learner-centered teacher-student relationships are effective: a meta-analysis (Cornelius-White, 2007) 48
4.5 (Aus-)Bildung in der Gesundheits- und Krankenpflege. Reflexion auf der Grundlage des fachdidaktischen Strukturgitters von Greb (Balzer, 2009) 50
4.6 Selbstbestimmung und Fremdbestimmung – Eine Diskussion der Pflegewirklichkeit von Pflegeschülerinnen zwischen Teamarbeit und Konkurrenz (Kühne, 2009) 52
4.7 Von Könnern lernen. Lehr-/Lernprozesse im Praxisfeld Pflege aus der Perspektive von Lehrenden und Lernenden (Lauber, 2017) 56
4.8 Feindseligkeit in Fürsorgesituationen. Eine qualitative Untersuchung zur Situation von Schülern in Krankenpflegeberufen (Martach, Völkel-Söte, 2015) 60
4.9 Entstehung von Belastungen bei Auszubildenden in der Gesundheits- und Krankenpflege während der praktischen Einsätze. Eine qualitative Untersuchung mit dem Grounded-Theory-Ansatz (Thiele, 2017) 62
4.10 Zusammenführung 64

5	**Forschungsziel und Forschungsfrage**	65
	Eva Stähling	
6	**Methodisches Vorgehen**	67
	6.1 Begründung des qualitativen Forschungsansatzes	67
	Eva Stähling	
	6.2 Methode der Datenerhebung	69
	Eva Stähling	
	6.3 Darstellung und Begründung der Stichprobe	72
	Alexandra Allmacher	
	6.3.1 Kriterien der Stichprobenauswahl	72
	6.3.2 Akquise der Teilnehmenden	74
	6.3.3 Beschreibung der Teilnehmenden	75
	6.4 Darstellung der Transkriptionsregeln	76
	Alexandra Allmacher	
	6.5 Methode der Datenauswertung	76
	Alexandra Allmacher	
7	**Forschungsethische Aspekte**	81
	Alexandra Allmacher	
8	**Darstellung der Gütekriterien**	89
	8.1 Intersubjektive Nachvollziehbarkeit	89
	Alexandra Allmacher	
	8.2 Indikation des Forschungsprozesses	91
	Alexandra Allmacher	
	8.3 Limitation	92
	Eva Stähling	
	8.4 Reflektierte Subjektivität	93
	Eva Stähling	
9	**Darstellung der Ergebnisse**	97
	9.1 Interviews der Gesundheits- und (Kinder-) Krankenpflegenden	97
	Alexandra Allmacher	
	9.2 Interviews der Auszubildenden	120
	Eva Stähling	
10	**Interpretation der Ergebnisse**	143
	Eva Stähling und Alexandra Allmacher	

11 Empfehlungen für die Praxis 151
    11.1 Die Rolle von Auszubildenden in der Gesundheits- und
        (Kinder-) Krankenpflege 151
        Alexandra Allmacher
    11.2 „Zwischenmenschliche Beziehung" und „Mentoring" 155
        Eva Stähling

12 Methodische Diskussion und Limitation der Studie 159
    Eva Stähling

13 Fazit 163
    Eva Stähling

Literaturverzeichnis 169

Verzeichnis der Tabellen und Abbildungen

Tabellen

Tab. 1	Definitionen des Lernens	24
Tab. 2	Überblick der Gedächtniseinheiten	32
Tab. 3	Übersicht der Studien	44
Tab. 4	Einfluss auf die Qualität der Lehre	48
Tab. 5	Ein- und Ausschlusskriterien der Gesundheits- und (Kinder-) Krankenpflegenden	73
Tab. 6	Ein- und Ausschlusskriterien der Auszubildenden	74

Abbildungen

Abb. 1	Ablaufmodell zusammenfassender Inhaltsanalyse	78
Abb. 2	Beschreibung des Kontextes	93

Abstract

Eva Stähling

Hintergrund der vorliegenden Studie ist die Verpflichtung der Gesundheits- und (Kinder-) Krankenpflegenden, sich an der praktischen Ausbildung zu beteiligen und das am Lernort Praxis unweigerliche in Beziehung treten von Gesundheits- und (Kinder-) Krankenpflegenden und Auszubildende. Diese Beziehung zeigt Besonderheiten und nimmt einen besonderen Stellenwert im Ausbildungs- und Lernprozess ein. Eine wissenschaftliche Studie zu dieser Thematik konnte in einschlägigen Datenbanken nicht gefunden werden.

Durch die der Studie zugrundeliegende *Fragestellung* „Wie erleben Gesundheits- und (Kinder-) Krankenpflegende und Auszubildende ihre Beziehung und deren Einfluss auf das Lernen?" wird das *Forschungsziel* angestrebt, das Erleben dieser Beziehung zu beschreiben und damit das Wissen, für die im Lernprozess notwendige Beziehungsgestaltung zu vermehren.

Zur Beantwortung der Forschungsfrage wurde die *Forschungsmethode* der Phänomenologie gewählt und die Daten mittels 12 leitfadengestützter Interviews erhoben. Auf diese Weise konnten die speziellen Aspekte im subjektiven Erleben der Auszubildenden und der Gesundheits- und (Kinder-) Krankenpflegenden erfasst, identifiziert und beschrieben werden. Die Auswertung der transkribierten Daten erfolgte nach der inhaltlichen Zusammenfassung der Qualitativen Inhaltsanalyse nach Mayring. Forschungsethische Prinzipien sowie die Regelungen des Datenschutzes wurden beachtet.

Die *Ergebnisse* dieser Studie werden jeweils aus den Perspektiven der Gesundheits- und (Kinder-) Krankenpflegenden und Auszubildenden in insgesamt 25 Kategorien abgebildet. Ein zentrales Ergebnis ist, dass Auszubildende und Gesundheits- und (Kinder-) Krankenpflegende einen wertschätzenden Umgang im Miteinander als bedeutsam für die Beziehungsqualität und den Lernprozess erachten, dieser aber nicht immer gegeben ist.

Im Rahmen der *Diskussion* findet eine Auseinandersetzung mit den Divergenzen und Konvergenzen im Erleben der Beziehung und den Limitationen der Studie statt. Die Limitationen dieser Studie liegen zum einen in einer fehlenden kommunikativen Validierung mit den Befragten. Zum anderen berichtet die Mehrzahl der Auszubildenden ihr Erleben aus der Perspektive eines Krankenhauses.

Ein weiterer *Forschungsbedarf* besteht hinsichtlich der Möglichkeiten, die Beziehung auf dem Weg zu einer lernförderlichen Beziehung zu unterstützen und zu fördern.

Empfehlung für die Praxis ist, die Beziehung nicht als gegeben hinzunehmen, sondern ihr, entsprechend ihrer Bedeutsamkeit, durch verbindliche Vereinbarungen, hinsichtlich dem, was in der Beziehung zu gelten habe, explizit Aufmerksamkeit zu geben.

Einleitung 1

Alexandra Allmacher

Der Mensch existiert nicht für sich allein, sondern in Beziehung mit anderen Menschen. Er wird sich seiner selbst nicht an sich gewahr, sondern in Begegnung mit anderen Menschen. „Die Welt ist dem Menschen zwiefältig nach seiner zwiefältigen Haltung. (…) Wenn Du gesprochen wird, ist das Ich des Wortpaares Ich-Du mitgesprochen" (Buber, 2017, 9). Der Mensch kann also nicht nicht in Beziehung treten. Begegnen sich Menschen, beispielsweise im Rahmen der praktischen Ausbildung der Gesundheits- und (Kinder-) Krankenpflege, so treten sie in eine Beziehung. Wie aber ist diese Beziehung gestaltet? In der Literatur wird beschrieben, dass die Beziehung von Pflegekräften untereinander durch horizontale Feindseligkeit geprägt ist, aber auch, dass eine positive Beziehung zwischen Lehrenden und Lernenden Effekte auf das Lernen und das Interesse der Lernenden aufweist (vgl. Bartholomew, 2009, 26–28; Knierim, Raufelder, Wettstein, 2017, 35). Durch die berufliche Tätigkeit der Autorinnen im Bereich der Pflegepädagogik konnte im Rahmen von Erzählungen der Auszubildenden, wie auch der Gesundheits- und (Kinder-) Krankenpflegenden sowie durch Beobachtungen während Praxisbegleitungen die Erfahrung gemacht werden, dass die Beziehung zwischen Auszubildenden und Gesundheits- und (Kinder-) Krankenpflegenden Besonderheiten aufweist. Wie also gestaltet sich die Beziehung zwischen Gesundheits- und (Kinder-) Krankenpflegenden? Und welche Auswirkungen hat diese Beziehung auf die Rolle der Auszubildenden als Lernende?

Diesen Fragen wird in der vorliegenden Studie empirisch nachgegangen, um gesicherte Erkenntnisse zu erlangen.

Hierzu wird zunächst im Kapitel Hintergrund die Bedeutung des Pflegeberufes für unsere heutige und zukünftige Gesellschaft herausgestellt und die rechtlichen Rahmenbedingungen der Ausbildung in der Gesundheits- und (Kinder-) Krankenpflege beschrieben, um die Beziehung zwischen Gesundheits- und (Kinder-) Krankenpflegenden und Auszubildenden, die in dieser Arbeit erfasst werden soll, in einen Rahmen setzen zu können. Weiterhin wird auf die besondere entwicklungspsychologische Situation der Auszubildenden nach dem Modell von Erik H. Erikson eingegangen und die (anhand bestehender Berufsordnungen der Pflege beschriebene) Rolle der Gesundheits- und (Kinder-) Krankenpflegenden an dem Lernprozess der Auszubildenden erläutert.

Anhand dieses Hintergrundes wird bereits deutlich, dass sowohl der Begriff Lernen, wie auch der Begriff Beziehung näher definiert werden muss. Dies erfolgt im dritten Kapitel, welches den Begriff der Beziehung an sich, die Beziehung im Berufsleben, verschiedene Beziehungsklassifikationen, -qualitäten, – funktionen und -dynamiken auf der Grundlage relevanter theoretischer Erkenntnisse beschreibt. Des Weiteren wird näher erläutert, was unter dem Begriff Erleben zu verstehen ist und das kognitionspsychologische, das behavioristische und das konstruktivistische Lernverständnis dargelegt.

In dem folgenden vierten Kapitel wird der Frage nachgegangen, inwiefern die Thematik der Beziehung zwischen Gesundheits- und (Kinder-) Krankenpflegenden und Auszubildenden, sowie deren Auswirkung auf das Lernen bereits empirisch erforscht wurde. Es werden acht Studien aus der qualitativen und quantitativen Forschung vorgestellt, die die Auswirkung von Beziehung auf das Lernen, das Erleben im Rahmen der Gesundheits- und (Kinder-) Krankenpflege sowie das Lernen in der Gesundheits- und (Kinder-) Krankenpflege empirisch erforscht haben.

Auf der Grundlage der Erkenntnisse des theoretischen Hintergrundes und der aktuellen Studienlage erfolgt im fünften Kapitel die Darstellung und Begründung der Fragestellung und des Ziels der vorliegenden Arbeit.

Das sechste Kapitel zeigt dann das methodische Vorgehen zum Erreichen dieses Ziels auf. Es erfolgt zunächst die Begründung des gewählten qualitativen Forschungsansatzes und darauf aufbauend die Beschreibung der Methodik der Datenerhebung mittels leitfadengestützter Interviews. Außerdem wird in diesem Kapitel die gewählte Stichprobe und deren Akquise beschrieben und begründet, sowie die verwendeten Transkriptionsregeln genannt. Zum Schluss erfolgt die Darlegung und Begründung des methodischen Vorgehens der Datenauswertung anhand der Zusammenfassenden Inhaltsanalyse nach Mayring.

Das bei jeder Forschung relevante Reflektieren ethischer Aspekte erfolgt im siebten Kapitel unter anderem anhand der acht forschungsethischen Prinzipien nach Schnell und Heinritz und des „Ethikkodex Pflegeforschung der Deutschen Gesellschaft für Pflegewissenschaft".

Die Diskussion der Gütekriterien wird im achten Kapitel geführt und folgt den vier Gütekriterien nach Steinke.

Das im sechsten Kapitel erläuterte Vorgehen ermöglichte es, das Erleben der Beziehung zwischen Gesundheits- und (Kinder-) Krankenpflegenden und Auszubildenden sowie deren Auswirkung auf das Lernen zu erfassen und in 25 Kategorien

1 Einleitung

abzubilden. Im neunten Kapitel werden diese Ergebnisse ausführlich dargestellt und im zehnten Kapitel interpretiert.

Anhand der Ergebnisse und Interpretation werden im elften Kapitel Empfehlungen für die Praxis erläutert. Hierbei werden vor allem pflegepädagogische Implikationen aufgeführt. Zum einen werden Empfehlungen hinsichtlich des Rollenverständnisses von Auszubildenden im Rahmen der Gesundheits- und (Kinder-) Krankenpflege – Ausbildung gegeben. Zum anderen werden anhand der Pflegetheorie nach Peplau und dem Konzept des Mentoring Empfehlungen ausgesprochen.

Abschließend werden im zwölften Kapitel Grenzen dieser Studie, sowie weitergehender Forschungsbedarf aufgeführt und im dreizehnten Kapitel mit dem Fazit ein abschließender Ausblick gegeben.

Hintergrund

Alexandra Allmacher

In diesem Kapitel erfolgt die Beschreibung des für die gewählte Thematik, der Beziehung zwischen Gesundheits- und (Kinder-) Krankenpflegenden und Auszubildenden sowie deren Auswirkung auf das Lernen, relevanten Hintergrundes. Hierzu wird die Bedeutung des Pflegeberufes, die Struktur der Ausbildung in der Gesundheits- und (Kinder-) Krankenpflege anhand der rechtlichen Rahmenbedingungen, die Rolle, welche examinierten Gesundheits- und (Kinder-) Krankenpflegenden in der Ausbildung zugeschrieben wird sowie die besondere Bedeutung des Lernens am Lernort Praxis und die entwicklungspsychologische Situation von Auszubildenden erörtert. So können abschließende relevante Aussagen für die Bedeutung der gewählten Thematik herausgestellt werden.

2.1 Die Bedeutung des Pflegeberufes

Die Pflege steht vor großen Herausforderungen. Aufgrund vielfältiger Veränderungen stellt sich immer mehr die Frage, wie in Zukunft eine ausreichende pflegerische Versorgung der Bevölkerung in Deutschland gewährleistet werden kann. Wir verzeichnen seit mehr als hundert Jahren eine zunehmend höhere Lebenserwartung, die mit einer Zunahme an multimorbiden und dementiell erkrankten Menschen einhergeht. Weiter nimmt ebenfalls in den letzten Jahren die Prävalenz chronischer Erkrankungen zu, wie auch die Zahl der Menschen mit psychischen oder gerontopsychiatrischen Erkrankungen (vgl. Blüher, Kuhlmey, 2016, 314–315; Görres, Seibert, Stiefler, 2016, 3–4; Nowossadeck, 2012, 3; Statistisches Bundesamt, 2016, 14). Für das Jahr 2050 wird vom Statistischen Bundesamt eine Zahl von 4,5 Mio. Pflegebedürftigen prognostiziert, die zudem durch eine große Heterogenität (bedingt durch ein breiter gewordenes Krankheitsspektrum und Multimorbidität, aber auch der Zunahme von pflegebedürftigen Menschen mit Migrationshintergrund)

© Springer Fachmedien Wiesbaden GmbH, ein Teil von Springer Nature 2019
A. Allmacher und E. Stähling, *Die Beziehung zwischen Auszubildenden und Pflegenden*, Best of Pflege, https://doi.org/10.1007/978-3-658-25396-7_2

geprägt ist (vgl. Görres, Seibert, Stiefler, 2016, 4, Statistische Ämter des Bundes und der Länder, 2010, 30). Hinzu kommt erschwerend ein immer weiter sinkendes Arbeitskräfteangebot, was insbesondere im Bereich der Pflege durch die bestehenden Arbeitsbedingungen im Pflegebereich, der mangelnden Attraktivität des Berufes sowie „limitierter" finanzieller Möglichkeiten im Gesundheitswesen bedingt ist (vgl. Görres, Seibert, Stiefler, 2016, 6–7; Kälble, Pundt, 2016, 38). Somit ist nicht verwunderlich, dass auch der Entwurf eines Gesetzes zur Reform der Pflegeberufe mit dem Satz beginnt: „Die Sicherung einer qualitativen Pflegeversorgung ist eine der gesellschaftspolitisch wichtigsten Aufgaben der nächsten Jahre" (Bundesministerium für Familie, Senioren, Frauen und Jugend, 2017, 1).

2.2 Struktur der Ausbildung

Die Ausbildung in der Gesundheits- und (Kinder-) Krankenpflege ist aktuell rechtlich in dem „Krankenpflegegesetz" (KrPflG) und der „Ausbildungs- und Prüfungsverordnung für die Berufe in der Krankenpflege" (KrPflAPrV) geregelt. Somit hat das Berufsbildungsgesetz keine Gültigkeit für die Ausbildung in der Gesundheits- und (Kinder-) Krankenpflege (vgl. § 22 KrPflG). Im Juli 2017 wurde das „Gesetz zur Reform der Pflegeberufe" (PflBRefG) verkündet, das für alle Ausbildungen in der Gesundheits- und Krankenpflege, der Gesundheits- und Kinderkrankenpflege und der Altenpflege, die ab dem 01.01.2020 begonnen werden, gilt (vgl. Bundesministerium für Gesundheit, 2017a, o. S.; Bundesministerium für Gesundheit, 2017b, o. S.). Da die für diese Studie gewählte Population noch nicht nach dieser Rechtslage arbeitet und ausgebildet wird, wird im Folgenden die Struktur der Ausbildung anhand der aktuellen Rechtslage dargestellt. Relevante Änderungen durch das Pflegeberufereformgesetz werden kurz erläutert.

Die Ausbildung dauert in Vollzeit drei Jahre, in Teilzeit maximal fünf Jahre und ist in 2.100 Stunden theoretischen und praktischen Unterricht und 2.500 Stunden praktische Ausbildung gegliedert (vgl. § 4 (1) KrPflG, § 1 (1) KrPflAPrV). In dieser Studie wird der Blick auf das Erleben in der praktischen Ausbildung gerichtet. Diese soll nach § 4 (2) an einem oder mehreren Krankenhäusern, ambulanten Pflegeeinrichtungen und „(…) weiteren an der Ausbildung beteiligten, geeigneten Einrichtungen, insbesondere stationären Pflegeeinrichtungen oder Rehabilitationseinrichtungen, durchgeführt (…)" werden. Die Gesamtverantwortung für die Ausbildung, sowohl im Bereich des theoretischen und praktischen Unterrichtes, wie auch der praktischen Ausbildung, liegt bei der Schule (vgl. § 4 (5) KrPflG).

2.2 Struktur der Ausbildung

Dies wird sich durch das Pflegeberufereformgesetz ändern, das dem Träger die Verantwortung für die praktische Ausbildung zuschreibt (vgl. § 8 (1) PflBRefG).
§ 2 KrPflAPrV legt fest: „Während der praktischen Ausbildung nach §1 Abs. 1 sind die Kenntnisse und Fertigkeiten zu vermitteln, die zur Erreichung des Ausbildungsziels nach § 3 des Krankenpflegegesetzes erforderlich sind. Es ist Gelegenheit zu geben, die im Unterricht erworbenen Kenntnisse zu vertiefen und zu lernen, sie bei der späteren beruflichen Tätigkeit anzuwenden". Es stellt eine Pflicht des Trägers dar, die Ausbildung so zu organisieren, dass das Ausbildungsziel erreicht werden kann (vgl. § 10 (1) KrPflG). Zudem dürfen den Auszubildenden nur Aufgaben übertragen werden, „… die dem Ausbildungszweck und dem Ausbildungsstand entsprechen…" (§10 (2) KrPflG). Es wird auch von den Auszubildenden gefordert, sich zu bemühen, das Ausbildungsziel zu erreichen und die ihnen übertragenen Aufgaben sorgfältig auszuführen (vgl. § 11 KrPflG).

Das Ausbildungsziel legt fest, dass die Auszubildenden für folgende eigenverantwortlich auszuführenden Aufgaben befähigt werden sollen:

„a. Erhebung und Feststellung des Pflegebedarfs, Planung, Organisation, Durchführung und Dokumentation der Pflege,
b. Evaluation der Pflege, Sicherung und Entwicklung der Qualität der Pflege,
c. Beratung, Anleitung und Unterstützung von zu pflegenden Menschen und ihrer Bezugspersonen in der individuellen Auseinandersetzung mit Gesundheit und Krankheit,
d. Einleitung lebenserhaltender Sofortmaßnahmen bis zum Eintreffen der Ärztin oder des Arztes,…" (§ 3 (2) KrPflG).

Eine Sicherung und Entwicklung der Qualität der Pflege benötigt auch die adäquate praktische Ausbildung des Pflege-Nachwuchses. Das Pflegeberufereformgesetz führt die selbstständig auszuführenden Aufgaben weiter aus und ergänzt unter anderem, dass die Auszubildenden befähigt werden sollen, sich nach ihrer eigenen Ausbildung an der praktischen Ausbildung in den Pflegeberufen zu beteiligen (vgl. § 5 (3) PflBRefG). Hiermit wird den Gesundheits- und (Kinder-) Krankenpflegenden bzw. der Pflegefachfrau / dem Pflegefachmann die Mitverantwortung für die praktische Ausbildung der Auszubildenden im Bereich der Pflege zugewiesen (vgl. § 6 PflBRefG).

In der „Anlage 1 Teil B Praktische Ausbildung" der Ausbildungs- und Prüfungsverordnung für die Berufe in der Gesundheits- und (Kinder-) Krankenpflege ist die Stundenzahl, welche die Auszubildenden in den jeweiligen Fachgebieten zu absolvieren haben, festgelegt. Dies umfasst im allgemeinen Bereich 800 Stunden in der stationären Versorgung der Fachbereiche Innere Medizin, Geriatrie, Neurologie, Chirurgie, Gynäkologie, Pädiatrie sowie Wochen- und Neugeborenpflege. Zudem sind 700 Stunden in dem jeweiligen Differenzierungsbereich zu absolvieren (Gesundheits- und Krankenpflege: Stationäre Pflege in den Fachbereichen Innere Medizin, Chirurgie, Psychiatrie oder Gesundheits- und Kinderkrankenpflege: Stationäre Pflege in den Fachbereichen Pädiatrie, Neonatologie, Kinderchirurgie, Neuropädiatrie, Kinder- und Jugendpsychiatrie). Dies führt zu einem häufigen Wechsel der Auszubildenden ihrer Einsatzstation.

2.3 Entwicklungspsychologische Herausforderungen an Auszubildende

Nachdem im vorherigen Kapitel die Struktur und die Rahmenbedingungen der Ausbildung in der Gesundheits- und (Kinder-) Krankenpflege dargestellt wurden, folgt nun die Betrachtung der entwicklungspsychologischen Situation der Auszubildenden. Erik H. Erikson beschreibt in acht aufeinanderfolgenden Stadien die Entwicklung einer gesunden Persönlichkeit, von Geburt bis ins hohe Alter, immer ausgehend von einem epigenetischen Prinzip (vgl. Erikson, 1973, 57). Der Fokus dieser Studie richtet sich auf das Erleben von Menschen ab dem Alter von 16 Jahren, da ab diesem Alter der Beginn einer Ausbildung in der Gesundheits- und (Kinder-) Krankenpflege möglich ist (vgl. § 5 KrPflG). Daher wird im Folgenden das für diese Altersgruppe, dem Jugendalter, relevante Stadium beschrieben, da sich die Mehrzahl der Auszubildenden in dieser Altersstufe befindet.

Im Jugendalter beschreibt Erikson es als zentrale Aufgabe der Jugendlichen, ihre soziale Rolle zu festigen. Der Mensch beschäftigt sich in diesem Alter damit, wie er in den Augen anderer wirkt und versucht bereits aufgebaute Rollen und Fertigkeiten an nun aktuell entstehende Ideale und Leitbilder anzupassen (vgl. Erikson, 1973, 106). Gelingt dies, so entsteht die Ich-Identität, die Erikson wie folgt definiert: „Das Gefühl der Ich-Identität ist also das angesammelte Vertrauen darauf, daß [sic] der Einheitlichkeit und Kontinuität, die man in den Augen anderer hat, eine Fähigkeit entspricht, eine innere Einheitlichkeit und Kontinuität (also das Ich im Sinne der Psychologie) aufrechtzuerhalten" (ebd., 106). Gestärkt wird die Ich-Identität durch ernsthafte Anerkennung der Leistung eines Individuums, womit ein Erfolg gemeint ist, der auch für die jeweilige Kultur relevant ist. Die Gefahr dieses Stadiums ist die Identitätsdiffusion, die dadurch gekennzeichnet ist, dass man mit den übernommenen Rollen nicht zurechtkommt, aber vor allem auch Schwierigkeiten hat, seinen passenden Beruf zu finden (vgl. ebd., 107- 110).

Im nächsten Stadium – Intimität und Distanzierung gegen Selbstbezogenheit – stellt die zuvor gebildete sichere Identität die Voraussetzung für die Nähe (Intimität) zu dem anderen Geschlecht, aber auch den Menschen insgesamt (beispielsweise in Form von Freundschaft) dar (vgl. ebd., 114–115).

2.4 Die Rolle von Gesundheits- und (Kinder-) Krankenpflegenden in der Ausbildung

Anhand der rechtlichen Vorgaben zu der Ausbildung im Bereich der Gesundheits- und (Kinder-) Krankenpflege ist erkennbar, dass Auszubildende mehr als die Hälfte der Ausbildung in den Betrieben an sich verbringen. Somit führt dies unweigerlich zu einem Kontakt zwischen Gesundheits- und (Kinder-) Krankenpflegenden und Auszubildenden. Inwieweit haben aber examinierte Gesundheits- und (Kinder-) Krankenpflegende auch die Pflicht an der Ausbildung der angehenden Gesundheits- und (Kinder-) Krankenpflegenden mitzuwirken? Wie im vorangegangen Teil beschrieben, wird dies rechtlich im Pflegeberufegesetz klar gefordert. Jedoch fordern auch die für die Pflegeberufe relevanten Berufsordnungen die Mitwirkung von examinierten Gesundheits- und (Kinder-) Krankenpflegenden an der Ausbildung. Dies spiegelt sich in den folgenden Zitaten wieder:

> „Professionell Pflegende sind für die praktische Ausbildung von Lernenden in den Pflegeberufen mitverantwortlich. Sie sind ihnen gegenüber weisungsbefugt und orientieren sich an den Vorgaben der Schule für Pflegeberufe in enger Kommunikation und Zusammenarbeit mit den für die Ausbildung Verantwortlichen" (Arbeitsgemeinschaft Deutscher Schwesternverbände und Pflegeorganisationen e. V., 2004, 7).

> „Die Pflegende übernimmt die Hauptrolle bei der Festlegung und Umsetzung von Standards für die Pflegepraxis, das Pflegemanagement, die Pflegeforschung und Pflegebildung" (Österreichischer Gesundheits- und Krankenpflegeverband (ÖGKV), Schweizer Berufsverband der Pflegefachfrauen und Pflegefachmänner (SBK), Deutschen Berufsverband für Pflegeberufe (DBfK), 2010, 3).

> „Die Pflegende sorgt für eine gute Zusammenarbeit mit ihren Kolleginnen und mit den Mitarbeitenden anderer Bereiche" (Österreichischer Gesundheits- und Krankenpflegeverband (ÖGKV), Schweizer Berufsverband der Pflegefachfrauen und Pflegefachmänner (SBK), Deutschen Berufsverband für Pflegeberufe (DBfK), 2010, 3).

2.5 Besonderheiten des Lernens in der Ausbildung der Gesundheits- und (Kinder-) Krankenpflege

Lernen stellt einen Zuwachs an Wissen oder eine Verhaltensänderung dar und ist – wie in Kapitel 2.2 dargelegt – Ziel der Pflegeausbildung. Lernen findet im Rahmen der Ausbildung der Gesundheits- und (Kinder-) Krankenpflege an verschiedenen Lernorten (Theorie und Praxis, zum Teil werden skill labs als dritter Lernort bezeichnet) statt. Das Lernen und Lehren in der Pflegeausbildung weist aber nicht nur aufgrund der verschiedenen Lernorte Besonderheiten auf, sondern auch aufgrund der Beteiligten. Die Lernenden sind Erwachsene, was angepasste Lehrmethoden erfordert. Hinzu kommt, dass am Lernort Praxis, viele Faktoren und Personen das Lernen beeinflussen: Patienten, Praxisanleitende, Gesundheits- und (Kinder-) Krankenpflegende sowie viele weitere Berufsgruppen. Folgt man diesen Überlegungen weiter, so zeigt sich, dass sich auch die Lernformen am Lernort Theorie und Praxis unterscheiden. Während am Lernort Theorie das geplante Lernen überwiegt, zeigt sich am Lernort Praxis vorwiegend das Modelllernen (vgl. Eisele, 2012, 14–15, 30).

Des Weiteren ist Wissen – im Sinne des Konstruktivismus – „(…) kein Abbild von dem, was außerhalb des Individuums gegeben ist, sondern das Ergebnis von dem, was der Wahrnehmende aus dem ihm Mitgeteilten oder seinen Erfahrungen macht" (Mietzel, 2017, 32). Hier bestehen unterschiedliche Sichtweisen, wie sich dieses Wissen konstruiert. Im Kapitel drei wird weiter auf den individuellen Konstruktivismus und dessen Bedeutung für das Lernen eingegangen. An dieser Stelle sei auf die Ansichten des sozialen Konstruktivismus verwiesen, der als Einfluss auf den Wissenserwerb die sozialen Kontakte und deren Interaktion sieht (vgl. Mietzel, 2017, 33). Somit ist davon auszugehen, dass die Beziehung zwischen den Gesundheits- und (Kinder-) Krankenpflegenden einen Bezug zu dem Lernen der Auszubildenden aufweist.

2.6 Die Bedeutung des Erlebens für ein Individuum

Folgt man den Ausführungen Carl Rogers, so will der Mensch sein Selbst-Konzept und sein Erleben in Kongruenz zusammenführen. Somit stellt das Ziel des Menschen die Selbstverwirklichung dar, „… das unentwegte Streben, sein noch verborgenes Potenzial zur Entfaltung zu bringen" (Gerrig, 2015, 523). Auch Maslow stellte die Selbstverwirklichung an die Spitze der Bedürfnispyramide. Dieser Wunsch nach Selbsterfüllung kann allerdings in Konflikt mit dem Wunsch nach Anerkennung von Anderen gelangen, insbesondere dann, wenn man bestimmte Handlungen ausführen muss, um Akzeptanz zu erlangen. In diesem Sinne fordert Rogers die unbedingte positive Wertschätzung, so dass bei Fehlern das Verhalten und nicht die Person an sich kritisiert wird (vgl. Gerrig, 2015, 521–522).

2.7 Zusammenführung

Wie in den vorherigen Kapiteln dargelegt wurde, ist in § 3 KrPflG, § 5 PflBRefG, sowie den Berufsordnungen der Pflege eine Beteiligung der Gesundheits- und Krankenpflegenden an der praktischen Ausbildung vorgeschrieben und Auszubildende und Gesundheits- und (Kinder-) Krankenpflegende treten am Lernort Praxis unweigerlich in Kontakt miteinander. Dabei findet ein häufiger Wechsel der Einsatzstationen statt, so dass sowohl Auszubildende, wie auch Gesundheits- und (Kinder-) Krankenpflegende immer wieder auf neue Personen treffen und eine Beziehung aufbauen müssen. In der Beziehung zu anderen Menschen erkennt der Mensch sich selbst: „ Der Mensch wird am Du zum Ich" (Buber, 2017, 34). Insbesondere in der Entwicklungsphase der Auszubildenden ist die Beziehung zu anderen Personen von großer Bedeutung, da sie mit prägend für die Ich-Identität der Heranwachsenden ist, wie den Darlegungen Eriksons entnommen werden kann. Die Heranwachsenden müssen ihre eigene Rolle finden und können durch das Umfeld und die Anerkennung ihrer Leistung gestärkt werden. Hier wird die besondere Bedeutung der Gesundheits- und (Kinder-) Krankenpflegenden in der Interaktion mit den Auszubildenden deutlich. Zudem konnte anhand der rechtlichen Vorgaben festgestellt werden, dass auch am Lernort Praxis das Lernen der Auszubildenden im Mittelpunkt stehen soll. Im Sinne des Konstruktivismus wurde die besondere Bedeutung am Lernprozess der Auszubildenden durch die Gesundheits- und (Kinder-) Krankenpflegenden deutlich. Daher werden im folgenden Kapitel die relevanten Begrifflichkeiten Lernen, Beziehung und Erleben, welche in dieser Arbeit untersucht werden sollen, beschrieben.

3 Theoretischer Hintergrund: Beziehung, Erleben, Lernen

Eva Stähling

Wie im vorangegangenen Kapitel Hintergrund und Relevanz deutlich wurde, verbringen Auszubildende der Gesundheits- und (Kinder-) Krankenpflege die überwiegende Ausbildungszeit am Lernort Praxis. Dort treffen Auszubildende und Gesundheits- und (Kinder-) Krankenpflegende aufeinander, treten miteinander in Kontakt und es kommt über einen Beziehungsaufbau zu einer Zusammenarbeit. Das Erleben der Beziehung spielt dabei eine bedeutsame Rolle in der Entwicklung der Auszubildenden. Ziel dieser praktischen Ausbildungszeit ist es, durch das Lernen in der Praxis, Wissen zu erwerben, das die Auszubildenden dazu befähigt, das Ausbildungsziel nach § 3 des Krankenpflegegesetzes zu erreichen (vgl. § 3 KrPflG).

Heute weiß man, dass die Beziehung zwischen Lehrenden (Pflegenden) und Lernenden (Auszubildende) Einfluss auf das Lernen und damit auf den Erwerb von Wissen hat. So betont Hattie, dass Lernen intakte Beziehungen und eine Atmosphäre der Geborgenheit, des Vertrauens und Zutrauens braucht und wie wichtig diese Beziehung für den Bildungserfolg ist (vgl. Hattie, 2017, 75).

Dementsprechend wird im Folgenden dieses Kapitels der theoretische Hintergrund, d. h. die definitorischen Grundlagen und die spezifische Charakteristik zu den Begriffen Beziehung, Erleben und Lernen dargestellt und deren Bedeutung in Bezug auf die Gesundheits- und (Kinder-) Krankenpflegenden und die Auszubildenden am Lernort Praxis betrachtet.

3.1 Beziehung

3.1.1 Definitorische Grundlagen

Bei der Auseinandersetzung mit der aktuellen Literatur der Sozial-, Persönlichkeits-, Arbeits- und Organisationspsychologie zum Begriff „Beziehung" ist deutlich geworden, dass es keine allgemeingültige Definition des Begriffes „Beziehung" gibt. Dennoch allgemeingültig scheint das Verständnis, dass wann immer zwei Menschen aufeinandertreffen, sie in Beziehung zueinander treten. So treten dementsprechend auch Auszubildende und Gesundheits- und (Kinder-) Krankenpflegende, wenn sie am Lernort Praxis aufeinandertreffen, in eine Beziehung.

Die an der Beziehung beteiligten Personen sind dabei voneinander wechselseitig abhängig. Personen sind immer dann voneinander abhängig, wenn die kognitiven, affektiven oder Verhaltensergebnisse der einen Person von denen der anderen Person abhängig sind (vgl. Karremans, Finkenauer, 2014, 429). An einem Beispiel dargestellt, bedeutet das, wenn Gesundheits- und (Kinder-) Krankenpflegende Auszubildende dabei unterstützen, einen Patienten fachgerecht zu lagern, statt sich einer eigentlich vorgesehenen Aufgabe zu widmen, werden sich die Auszubildenden wertgeschätzt und in ihrem Anliegen akzeptiert fühlen. In diesem Fall sind die Gefühle der Auszubildenden interdependent mit dem Verhalten der Gesundheits- und (Kinder-) Krankenpflegenden. Somit hat in einer Beziehung das, was die eine Person tut einen Einfluss auf die andere Person.

Wenn Menschen aufeinandertreffen und miteinander kommunizieren, verbal oder nonverbal, erfolgt dies in der gegenseitigen Annahme, eines für sie gültig erachteten Beziehungsvertrages, der so genannten Beziehungsdefinition (vgl. Stahl, 2010, 73). Eine Beziehung besteht somit aus Vorannahmen, die von allen Beteiligten geteilt werden. Diese Vorannahmen müssen zueinander passen, damit die Beziehungsdefinition, die sich als beschreibbare Regel versteht und auf Grundlage derer Beziehung passiert, stimmig ist und funktioniert. Solche Regeln, also Beziehungsdefinitionen, lassen sich durch Metakommunikation (explizit) oder durch Beziehungsmanöver (implizit) verändern. Beziehungsmanöver haben dabei eine gemeinsame Weiterentwicklung oder eine eigennützige Durchsetzung zum Ziel (vgl. Stahl, 2010, 77).

Ein Beziehungsvertrag muss nicht bei jedem Kontakt im Miteinander neu ausgehandelt werden. Situative Rahmenbedingungen, wie z. B. das Verhältnis zwischen Gesundheits- und (Kinder-) Krankenpflegenden und Auszubildenden, legen ein bestimmtes Beziehungsverständnis und sich daraus ergebende Umgangsformen nahe. Beteiligte einer solchen Beziehung greifen auf allgemeingültige, beziehungsdefinitorische Vorlagen zurück. Solche Vorlagen bestehen aus Vorannahmen darüber, was in der jeweiligen Beziehung zu gelten habe. D. h. in einer stimmigen Beziehung geht man von gleichen Voraussetzungen bezüglich geltender Regeln im Miteinander aus. Diese Regeln des Miteinander werden nicht im Sinne der Metakommunikation ausgehandelt, sondern werden im alltäglichen Miteinander, im Laufe des Lebens, durch Erfahrungen erworben und angeeignet.

3.1 Beziehung

Asendorpf, J., Banse, R. und Neyer, F. (vgl. 2017, 9) sprechen in diesem Zusammenhang von einer funktionalen Beziehung und meinen damit Beziehungen, die sich aus wechselseitigen Rollenerwartungen ergeben. Bei solchen Beziehungen haben zwei Personen (Dyade) eine Beziehung zueinander, die sich in einem stabilen Interaktionsmuster, also durch dyadentypische Regelmäßigkeiten ihrer Interaktion (vgl. Asendorpf & Neyer, 2012, 234) äußert und den oben genannten Vorannahmen Stahls (2010) entspricht. Nach Asendorpf et. al. (vgl. 2017, 12) beschreiben Interaktionsmuster Paare von Personen (Dyaden) und zwar die dyadenspezifische Interaktion einer Beziehung (vgl. Asendorpf, Neyer, 2012, 234). „Die Konstanz der Interaktionspartner und ihre gemeinsame Interaktionsgeschichte wirken stabilisierend auf das Interaktionsmuster" (Asendorpf et. al., 2017, 12). Das stabile Interaktionsmuster stellt dann ein Charakteristikum der betreffenden Dyade dar und lässt Vorhersagen ihres künftigen Verhaltens zu. D. h., auch wenn Interaktionsmuster situationsspezifisch sind, so zeigen sie doch eine Regelmäßigkeit und ermöglichen dem Beobachter der Dyade, von dem Interaktionsmuster auf eine Beziehung zu schließen. „Stabile Interaktionsmuster einer Dyade weisen also auf eine Beziehung hin und umgekehrt weisen Beziehungen stabile Interaktionsmuster auf. Eine Dyade hat genau dann eine soziale Beziehung, wenn sie mindestens ein stabiles Interaktionsmuster aufweist" (Asendorpf et al., 2017, 13). Die Personen einer solchen Dyade sind dabei Bezugspersonen füreinander. Eine soziale Beziehung ist somit, behavioristisch betrachtet, weder Teil der Persönlichkeit noch Teil der persönlichen Umwelt einer Person, sondern eine Beziehung zwischen zwei Bezugspersonen (vgl. Asendorpf et al., 2012, 234). Eine Beziehung stellt damit kein individuelles Merkmal dar, sondern charakterisiert immer eine Dyade.

Asendorpf et al. (vgl. 2017,14) heben hervor, dass jede Beziehung bei beiden Bezugspersonen als Beziehungsschema repräsentiert ist. Das Beziehungsschema ergibt sich dabei aus dem Bild der eigenen Person (Selbstbild) in der Beziehung, einem Bild der Bezugsperson und aus Interaktionsskripten für bestimmte Situationen, die die eigene Sicht des Interaktionsmusters in diesen Situationen repräsentieren. Solche Repräsentationen sind damit beziehungsspezifisch. Beziehungsschemata sind außerdem durch normative Vorstellungen, was man selbst oder die andere Person in der Beziehung tun und lassen sollte, geprägt und beruhen auf der subjektiven Wahrnehmung des Interaktionsmusters der beiden Bezugspersonen. Interaktionsmuster und Beziehungsschemata einer Dyade stehen damit in einer Wechselbeziehung zueinander. Das Beziehungsschema der einen Personen wird neben der Interaktionsgeschichte auch durch Persönlichkeitsmerkmale, wie z. B. Motive bestimmt, so dass die Beziehungsschemata beider Bezugspersonen derselben Beziehung wiederum unterschiedlich ausfallen können (vgl. Asendorpf et al., 2017, 14). Dabei erzeugt ein Beziehungsschema immer auch eine Einstellung gegenüber sich selbst in der Beziehung, gegenüber dem Partner in der Beziehung und gegenüber der Beziehung selbst.

3.1.2 Rollenbeziehungen und persönliche Beziehungen

Das gesetzlich geforderte Wechseln der Auszubildenden während der praktischen Ausbildung von einem Einsatzbereich in einen anderen hat zur Folge, dass Auszubildende immer wieder als „Fremde" einen Einsatz am Lernort Praxis beginnen und dort wiederum selbst auch auf Fremde treffen. Treffen Fremde (Auszubildende und Gesundheits- und (Kinder-) Krankenpflegende am Lernort Praxis) aufeinander, die ihr Verhalten an wechselseitigen Rollenerwartungen ausrichten, besteht ein sofortiges stabiles Interaktionsmuster mit einem entsprechenden Beziehungsschema. Die Interaktionspartner fungieren dann als Rollenträger. "Rolle" bezeichnet dabei eine kulturell bestimmte Erwartung an das Interaktionsverhalten. „Durch soziale Rollen festgelegte Interaktionsmuster erfüllen alle Kriterien einer sozialen Beziehung" (Asendorpf et al., 2017, 16). Das stabile Interaktionsmuster, das Interaktionsskript, das Selbstbild und das Bild vom Interaktionspartner sind beziehungsspezifisch ausgebildet. Solche Beziehungen, deren Interaktionsmuster erhalten bleiben, wenn man einzelne Rollen durch unterschiedliche Personen besetzt, bezeichnen Asendorpf et al. (2017, 16) als „unpersönliche Beziehung". Unpersönliche Beziehungen (Rollenbeziehungen) sind soziale Beziehungen, die nicht durch die beteiligten Personen, sondern nur durch die Rollen bestimmt sind, die sie ausüben. Asendorpf et al. (vgl. 2017, 17) betonen, dass mit zunehmender Dauer solcher Rollenbeziehungen diese dadurch, dass die Bezugspersonen beginnen, auf persönliche

Eigenheiten der anderen Person, die nicht durch die Rollen vorgegeben sind, zu reagieren, persönlicher werden können.

Rollenerwartungen können aber auch mit Faktoren, die die Beziehung persönlich machen, in Wechselwirkung geraten. Entweder werden bestehende Rollen dyadenspezifisch ausgestaltet oder bestehende persönliche Beziehungen werden durch Rollenerwartungen verändert. So ist es durchaus möglich, dass Gesundheits- und (Kinder-) Krankenpflegende und Auszubildende eine persönliche Beziehung auf Grund z. B. eines gemeinsamen Hobbys eingehen (vgl. Asendorpf et al., 2017, 18).

3.1.3 Beziehungen im Berufsleben

Entsprechend dem von Allmacher dargestellten Hintergrund in Kapitel 1 liegt der Schwerpunkt der folgenden Ausführung auf der Beziehung zwischen Gesundheits- und (Kinder-) Krankenpflegenden (Mentoren) und Auszubildenden (Mentees, Lernende).

Diese Beziehungen sind zum einen eher vorgegeben und damit weniger freiwillig und zum anderen stärker als andere durch soziale Rollen definiert und durch soziale Rollenerwartungen charakterisiert (vgl. Asendorpf et al., 2017, 148). Bei solchen nichtfreiwilligen Beziehungen tragen formelle Bindungen, wie etwa soziale Strukturen etwas zur Dauerhaftigkeit einer Beziehung bei (vgl. Karremans, Finkenauer, 2014, 430).

„Beziehungen mit Vorgesetzten bzw. Untergebenen sind hierarchisch und durch ein Machtgefälle charakterisiert. Der Umgang zwischen ihnen ist meist durch klare Vorschriften geregelt, wobei Respekt und Loyalität Voraussetzungen für eine gute Zusammenarbeit sind" (Asendorpf et al., 2017, 150). Die Beziehung zwischen Mentoren und Mentees stellt eine besondere hierarchische Beziehungsform im Arbeitsleben dar. Der Mentor ist dabei vergleichbar mit den Gesundheits- und (Kinder-) Krankenpflegenden am Lernort Praxis und verfügt über Kompetenzen und Wissen in einem speziell definierten Aufgabengebiet (Einsatzbereich), die er in der Regel an jüngere Mentees, also die Auszubildenden, weitergibt. Solche Mentorenbeziehungen können sowohl vom Mentor als auch vom Mentee initiiert werden. Ziel dieser Beziehung sind höhere Erfolgschancen in Ausbildung und Beruf (vgl. ebd., 151). Mentoren (Gesundheits- und (Kinder-) Krankenpflegende) können mehrere Mentees (Auszubildende) und ein Mentee kann mehrere Mentoren haben. Asendorpf et al. (vgl. ebd., 151) spricht dann von der Bildung eines Mentoring-Netzwerkes.

Wie in allen anderen Beziehungen auch können Konflikte und Meinungsverschiedenheiten auf die Mentorenbeziehung destabilisierend wirken. Asendorpf (vgl. ebd., 151) betont, dass die Beteiligten einer Mentorenbeziehung immer auch ihre eigene Persönlichkeit mit ihren charakteristischen, individuellen Merkmalen in ihre Arbeit und ihre Beziehung am Lernort Praxis einbringen. Nach Asendorpf (vgl. ebd., 19) ist die Persönlichkeit eines Menschen geprägt durch seine individuellen Besonderheiten, durch Eigenschaften, in denen er sich von Menschen ähnlichen Alters derselben Kultur unterscheidet. Eine Beziehung ist damit charakterisiert durch die Merkmale der Dyade, das Interaktionsschema und das Beziehungsschema. Die Persönlichkeit bzw. die Eigenschaften, der an der Beziehung Beteiligten, nehmen dann Einfluss auf die berufliche Leistung. Es kommt zu einer Wechselwirkung zwischen individuellen Persönlichkeitsmerkmalen und den Beziehungen am Lernort der unterschiedlichen Einsatzbereiche mit Auswirkung auf die Leistung und den Erfolg am Lernort. „Gute Beziehungen können die negativen Einflüsse sozial unerwünschter Persönlichkeitseigenschaften auf die Arbeitsleistung abmildern. Durch schlechte Beziehungen werden sie hingegen verstärkt" (Asendorpf et al., 2017, 153). Auszubildende erleben, egal welchen Ausbildungsberufes, Mentorenbeziehungen dann positiv, wenn Ähnlichkeit mit Mentoren im Hinblick auf Einstellung, Werthaltung, Überzeugungen und Persönlichkeitseigenschaften bestehen. Darüber hinaus fördern erfolgreiche Mentorenbeziehungen die Zugehörigkeit zu beruflichen Netzwerken und erhöhen dadurch den Berufserfolg (vgl. Asendorpf et al. 2017, 157).

Stehen drei oder mehr Menschen, wie z. B. Auszubildende und Gesundheits- und (Kinder-) Krankenpflegende eines Einsatzbereiches, in wechselseitiger sozialer Interaktion, so spricht Asendorpf et al. (vgl. 2017, 21) von einer Gruppe. Typisch für Gruppen ist, dass sie sich durch eine bestimmte funktionale Struktur auszeichnen. Die Gruppenmitglieder nehmen dann bestimmte Positionen ein, die durch bestimmte Rollen (Auszubildende und Pflegende) bestimmt sind. Dadurch, dass die funktionale Gruppenstruktur das Interaktionsverhalten in der Gruppe festlegt, entstehen charakteristische Rollenbeziehungen zwischen den Gruppenmitgliedern, also zwischen Auszubildenden und Gesundheits- und (Kinder-) Krankenpflegenden. Neben diesen Rollenbeziehungen können sich wiederum persönliche Beziehungen zwischen den einzelnen Gruppenmitgliedern entwickeln. Persönliche Beziehungen einzelner Gruppenmitglieder stehen dann unter dem Einfluss gruppenspezifischer Eigenschaften. Solche Eigenschaften sind Statushierarchie, Segregation der Gruppenmitglieder nach Merkmalen wie Alter oder Geschlecht, Cliquenbildung, die gemeinsame Interessen verbinden und Gruppennormen, wie z. B. gegenseitige Unterstützung (vgl. ebd., 22). Gruppeneigenschaften können sich also auf die dyadische Ebene auswirken, in dem z. B. Freundschaften zwischen Mitgliedern mit unterschiedlichem Status erschwert werden. Beziehung ist somit immer auch unter dem Aspekt der Einbettung in übergeordneten sozialen Strukturen zu sehen.

3.1.4 Beziehungsklassifikationen

Nach Asendorpf et al. (vgl. 2017, 23) lässt sich die Vielfalt sozialer Beziehungen nach Beziehungstypen klassifizieren. Neben der schon dargestellten Unterscheidung zwischen Rollenbeziehung und persönlicher Beziehung gibt es eine Klassifikation nach Verwandtschaftstypen, die auf die genetische Verwandtschaft zurückgeführt wird. Beziehungen lassen sich ferner nach der Altersähnlichkeit (Peers) bzw. dem Generationsunterschied klassifizieren.

3.1 Beziehung

Beziehungen werden aber auch entsprechend des vorherrschenden Interaktionsmusters oder des Beziehungsschemas klassifiziert. Je nach dem, welches Beziehungsmerkmal betrachtet wird, gibt es unterschiedliche Klassifikationsmöglichkeiten. Unter der Betrachtung von Beziehungsmerkmalen, die sich auf die psychische Nähe und Distanz beziehen lassen, werden Beziehungen z. B. in intime Beziehungen klassifiziert. Intime Beziehungen zeichnen sich durch eine wechselseitige Selbstenthüllung der Beziehungspartner aus. D. h. private Gedanken und Gefühle werden mitgeteilt, die Fremde nie erfahren würden. Wohlgehütete Geheimnisse werden dem Interaktionspartner dann anvertraut, wenn Ähnlichkeiten, z. b. gemeinsame Interessen, erkannt werden. Selbstenthüllung meint die verbale Preisgabe von Informationen über sich selbst gegenüber einer anderen Person (vgl. Karremans, Finkenauer, 2014, 431). Voraussetzung, dass man sich dem Beziehungspartner anvertraut, ist die Wahrnehmung, dass der Interaktions- bzw. Beziehungspartner die Bedürfnisse des anderen berücksichtigt. Die preisgebende Person muss das Gefühl haben, dass die andere Person ihr Selbst versteht, schätzt und es ihr wichtig ist. Sie muss sich, durch ihr entgegengebrachte Aufmerksamkeit, akzeptiert fühlen (vgl. ebd., 2014, 432). Selbstenthüllungen und Beziehungen beeinflussen sich somit gegenseitig. So kann eine solche durch Selbstenthüllung initiierte Intimität, Beziehungen stabilisieren und aufrechterhalten. Andererseits kann das Gefühl, nicht akzeptiert zu werden, das Sichöffnen verhindern und damit sogar eine Beziehung beenden. Diese vom Beziehungspartner wahrgenommene Sensibilität für eigene Bedürfnisse des Beziehungspartners ist dabei unabhängig von der tatsächlichen Sensibilität, sondern beruht einzig und allein auf der Wahrnehmung und Interpretation des Verhaltens einer Person. Karremans et al. (vgl. 2014, 434) verweisen in diesem Zusammenhang auf die Tagebuchstudie von Laurenceau, Feldman, Barrett und Rovine (2005), die zeigt, dass je mehr Informationen dem Beziehungspartner preisgegeben werden, desto vertrauter wird dieser auch wahrgenommen.

Reis & Shaver (1988, zit. nach Karremans et al., 2014, 431) beschreiben in ihrer Studie, dass Personen anfangen, den Beziehungspartner mehr zu mögen, wenn sie diesem Informationen über sich selbst preisgegeben haben. Mögen und emotionale Nähe werden wiederum von Hendrick (1981, zit. nach Karremans et al., 2014, 431) als notwendige Bedingungen für die Selbstenthüllung gesehen. Menschen neigen dazu, das Ausmaß der Selbstenthüllung wechselseitig aufeinander abzustimmen. In der Literatur bezeichnet man dies als Enthüllungsreziprozität. So nimmt die Selbstenthüllung gegenüber Menschen, die man mag zu und gegenüber Menschen, die man nicht mag ab. Letzteres ist oft ein Zeichen für den Anfang vom Ende einer Beziehung. (vgl. Karremans, Finkenauer, 2014, 431).

Karremans et al. (vgl. 2014, 429) unterscheiden außerdem auf Grundlage der Studie von Clark und Mills (1979) zwischen austauschorientierten Beziehungen und gemeinschaftsorientierten Beziehungen. Austauschorientierte Beziehungen sind dadurch gekennzeichnet, dass sich die an der Beziehung beteiligten Personen einen gegenseitigen Vorteil verschaffen, wenn es wahrscheinlich ist, dass sie im Gegenzug einen vergleichbaren Vorteil erhalten. In gemeinschaftsorientierten Beziehungen tauschen Menschen je nach Bedürfnis des Beziehungspartners Wohltaten aus, ohne eine Gegenleistung zu erwarten. Hier steht das Wohl des Anderen im Vordergrund und nicht die Frage, ob die Wohltaten verdient sind. Diese Unterscheidung zwischen austausch- und gemeinschaftsorientierte Beziehungen ist auf die unterschiedliche emotionale Nähe und Enge der Beziehung zurückzuführen. Die Enge einer Beziehung stellt häufig ein Kriterium dar, um die Qualität einer Beziehung zu beschreiben. Dementsprechend sind austauschorientierte Beziehungen weniger eng und vertraut.

Ferner unterscheidet die Fachliteratur zwischen horizontalen oder reziproken Beziehungen und zwischen vertikalen oder komplementären Beziehungen.

Horizontale Beziehungen sind egalitär und beinhalten den reziproken Austausch von Wissen, Zuwendung, Unterstützung, Offenheit und weiteren immateriellen Gütern. Vertikale Beziehungen sind dagegen hierarchisch und beinhalten einen komplementären Austausch (vgl. ebd., 430). Dabei spielt sowohl für das Aufrechterhalten der vertikalen als auch der horizontalen Beziehung die wahrgenommene Sensibilität des Beziehungspartners (s. o.) eine wesentliche Rolle.

3.1.5 Beziehungsqualitäten

Beziehungen desselben Typs können von Dyade zu Dyade verschieden sein. Diese Verschiedenheit kann die beobachtbaren Eigenschaften des Interaktionsmusters oder des Beziehungsschemas betreffen. Die Beziehungsqualität selbst ist dabei nicht beobachtbar. Auf sie wird auf Grund von Verhaltensindikatoren geschlossen. Die unter Beziehungsklassifikationen diskutierten Merkmale können als Maß für Beziehungsqualitäten aufgefasst werden. So kann der Grad der Selbstenthüllung herangezogen werden, um Aussagen über die Beziehungsqualität zu treffen. Aber auch interpersonale Eigenschaften, Persönlichkeitseigenschaften, die das individuelle Verhalten in sozialen Interaktionen und in persönlichen Beziehungen beeinflussen, wie z. B. Freundlichkeit, Hilfsbereitschaft, Dominanz, Fügsamkeit und Gesprächigkeit lassen auf die Qualität einer Beziehung schließen (vgl. Asendorpf et al., 2017, 35). Das Ausmaß eines Konflikts zwischen Bezugspersonen, ihre Zufriedenheit mit der Beziehung und ihre Abhängigkeit von der Bezugsperson sind weitere Dimensionen, die durch Selbstbeurteilung der Beziehungsmitglieder auf die Qualität der Beziehung schließen lassen.

3.1.6 Beziehungsfunktion

Unterschiedliche Beziehungstypen haben unterschiedliche Funktionen für das Wohlbefinden und die Persönlichkeitsentwicklung der Bezugspersonen. Unterschiedliche Arten von Bezugspersonen üben unterschiedliche Unterstützungsfunktionen aus (vgl. Asendorpf et al., 2017, 49). Asendorpf und Neyer (vgl. 2012, 251) differenzieren soziale Unterstützung in emotionale, in instrumentelle und in informationelle Unterstützung. Emotionale Unterstützung meint Handlungen, wie z. B. trösten, die direkt darauf abzielen, in belastenden oder problematischen Situationen Beruhigung zu gewähren. Instrumentelle Unterstützung impliziert die praktische Hilfe, die ein Partner beim Umgang mit einem Problem anbietet, wie z. B. eine Unterstützung beim Lagern eines übergewichtigen Patienten. Die informationelle Unterstützung meint hingegen, z. B. einer Bezugsperson einen Ratschlag zu geben. Die Hauptfunktion sozialer Unterstützung, wenn einer Person in einer Beziehung soziale Unterstützung von einer oder mehreren Personen entgegengebracht wird, wird darin gesehen, dass dies zur Ermutigung, sich mehr um sich selbst zu kümmern führt und Stress abpuffert und so seine Bewältigung fördert. Beziehungen spielen somit eine wichtige Rolle für das eigene (gesundheitliche) Wohlbefinden.

Beziehungen erfüllen außerdem die Funktion, dem grundlegenden Bedürfnis nach Zugehörigkeit zu anderen Menschen gerecht zu werden. Das Bedürfnis nach Zugehörigkeit beschreibt die elementare und angeborene Motivation des Menschen, positive, starke und stabile Bindungen zu anderen zu knüpfen. Empfinden Menschen stabile Bindungen zu anderen, fühlen sie sich gut. Schlecht fühlen sie sich hingegen, wenn das Bedürfnis z. B. durch sozialen Ausschluss nicht befriedigt wird. Diese Hypothese wird nach Karremans und Finkenauer (vgl. 2014, 406) unterstützt durch die anscheinende natürliche Tendenz des Menschen, Beziehungen zu anderen aufzubauen.

3.1.7 Beziehungsdynamik

Wie unter Beziehungsklassifikation (s. 3.1.4) bereits diskutiert, sind die Selbstenthüllung und die Berücksichtigung der Bedürfnisse des Anderen beziehungsförderliche Verhaltensweisen, die über das Eingehen, Aufbauen bzw. Beenden einer Beziehung entscheiden können. Die Selbstenthüllung signalisiert, dass die Beziehung etwas Besonderes ist, der Beziehungspartner eine besondere Rolle in der Dyade spielt und übernimmt damit einen wesentlichen Anteil daran, ob es zu einer Beziehung kommt bzw., ob diese fortgeführt wird. Hingegen enden Beziehungen häufig dann, wenn die Sensibilität für die Bedürfnisse des Anderen fehlt oder nicht wahrgenommen wird.

Karremans und Finkenauer (vgl. 2014, 415) haben sich außerdem mit der Frage auseinandergesetzt, warum Menschen zu einigen Menschen Beziehungen aufbauen und zu anderen nicht. Wenn Menschen eine neue Arbeitsstelle antreten, schließen sie sich anderen an. Sie entwickeln Beziehungen zu Menschen, die sie bisher nicht kannten. Nach Nisbet & Wilson (1977, zit. nach ebd., 2014, 416) können Menschen häufig keine genauen Angaben machen, warum sie eine andere Person mögen. Wem sich Menschen anschließen und mit wem sie sogar in eine Beziehung treten, ist nach Festinger, Schachter und Back (1950, zit. nach ebd., 2014, 416) wesentlich von der räumlichen Nähe, der physischen Nähe zum Anderen, abhängig. Denn räumliche Nähe ermöglicht es, den Anderen kennenzulernen und führt zu Sympathie, selbst, wenn die Nähe per Zufall zustande gekommen ist. Menschen neigen dazu, Beziehungen eher mit Menschen aufzubauen, die sie häufig sehen, wie z. B. mit denen, mit denen sie zusammen arbeiten. Räumliche Nähe, sei es durch das Arbeiten am selben Arbeitsplatz oder durch das Wohnen im selben Ort ermöglicht häufigere Interaktionen, die zu einer größeren Interdependenz zwischen Menschen führt. Außerdem verschaffen häufige Interaktionen die Möglichkeit, miteinander vertraut zu werden und Vertrautheit führt wiederum dazu, dass man sich mag. Dass Vertrautheit mit Sympathie in Verbindung steht, wird häufig mit dem Effekt der bloßen Darbietung erklärt und meint, dass man, je häufiger man mit einem Stimulus konfrontiert wird, diesen umso mehr mag. So nimmt man auch Personen, die man häufiger sieht, als ähnlicher mit sich selbst wahr. Forschungsergebnisse belegen, dass wir andere dann mögen, wenn sie uns ähnlich sind. Dies spiegelt auch der Ähnlichkeits-Anziehungs-Effekt wieder, der besagt, dass Ähnlichkeit zuverlässig zu Anziehung und Sympathie führt (vgl. ebd., 2014, 418). Somit sind räumliche Nähe, Vertrautheit und Ähnlichkeit, neben der Selbstenthüllung und der Berücksichtigung der Bedürfnisse des anderen, weitere, wirkungsvolle Faktoren, die dazu beitragen, dass Menschen Beziehungen zu denjenigen aufbauen, von denen sie glauben, gemocht zu werden. Menschen zu mögen, die uns auch mögen, ist befriedigend, belohnend und stärkt das Selbstwertgefühl (vgl. ebd., 2014, 419).

3.2 Erleben

Erleben wird verstanden als die dem Subjekt gegebene innere Erfahrung, also alle Vorgänge, die nur dem Erlebenden selbst zugänglich sind (Wahrnehmungen, Vorstellungen, Gefühle, Denkprozesse u. ä.). Allerdings können diese Erlebnisinhalte z. B. über die Sprache oder das Ausdrucksverhalten den Beobachtenden mitgeteilt und damit zugänglich gemacht werden. Die Erlebnisinhalte werden dann zu geäußertem Erleben, das beobachtbar und messbar ist (vgl. Trautner, 1992, 21). Ein für das Lernen wesentliches Paradigma ist das Informationsverarbeitungsparadigma, das davon ausgeht, dass Verhalten und Erleben auf der Verarbeitung von Informationen beruht. Es wird davon ausgegangen, dass menschliches Verhalten und Erleben auf Informationsübertragung im Nervensystem beruht, das über Rezeptoren Reize aus der Umwelt und dem eigenen Körper empfängt. Die empfangenen Reize (Informationen) werden anschließend in andere Informationen umgewandelt, die verantwortlich für das bewusste Erleben sind und über motorische Aktivitäten Informationen auf die Umwelt übertragen (Verhalten). Diese Prozesse nutzen dabei Informationen, die die aktuelle Situation überdauern: das durch Lernen gewonnene Wissen. Asendorpf & Neyer (vgl. 2012, 33) betonen, dass nach dem Informationsverarbeitungsparadigma Persönlichkeitseigenschaften auf zwei unterschiedlichen Quellen beruhen: zum einen auf individualtypischen, zeitlich stabilen Parametern informationsverarbeitender Prozesse, wie z. B. der Kapazität des Arbeitsgedächtnisses und auf individualtypischen Gedächtnisinhalten im Langzeitgedächtnis. Auf diese Quellen wird im nachfolgenden Kapitel 3.3 eingegangen.

3.3 Lernen

Kaiser (vgl. 2005, 5) betont, dass Wissen und Lernen (und Lehren) zusammen gehören und Wissen das Resultat des Lernens (und Lehren die Unterstützung dieses Prozesses) ist. „Lernen ist der Aufbau von Wissen. Lernen erkennt man also daran, dass neues Wissen entstanden ist. Und Wissen zeigt sich darin, dass jemand eine Aufgabe anders – besser!? – angeht als zur Zeit, da er oder sie dieses Wissen noch nicht hatte" (ebd., 2005, 16). Trautner (vgl. 1992, 84) versteht Lernen als einen Sammelbegriff für eine Vielzahl von Prozessen, die den Erwerb von Wissen, Gedächtnisinhalten, Einstellungen, Motiven, Gewohnheiten etc. einschließt. Unter den psychologischen Lernbegriff fallen, so betont Trautner (vgl. 1992, 84), überdauernde Verhaltensänderungen aufgrund von Erfahrung, Übung und Beobachtung und zwar unabhängig vom Leistungszuwachs und unabhängig davon, ob die Veränderung absichtlich herbeigeführt oder beiläufig zustande gekommen ist. Linder (vgl. 2014, 308) hingegen bezeichnet Lernen als den Vorgang, mit dem ein Organismus Informationen aus der Umwelt aufnimmt, im Gedächtnis speichert und dadurch sein Verhalten ändert.

Da der Vorgang des Lernens selbst, so auch nach Kaiser, Trautner und Linder, nicht beobachtbar ist, empfiehlt Imhof (vgl. 2016, 48) zur Erforschung des Lernens die methodischen Zugänge der behavioristischen und der kognitiven Lerntheorien.

Dieser Empfehlung Imhofs wird in diesem Kapitel nachgegangen, in dem zum einen die unterschiedlichen methodischen Zugänge zur Erforschung des Lernens, einschließlich ihrer unterschiedlichen Definitionen des Lernens, tabellarisch dargestellt werden. Dementsprechend lassen sich diese Definitionen des Lernens insgesamt zu den drei folgenden Gruppen von Theorien zusammenfassen, die dann, zum anderen in den nachfolgenden Ausführungen des Kapitels inhaltlich präzisiert werden:

Tab. 1 Definition des Lernens (vgl. Imhof, 2016, 49)

	Kognitions-psychologische Theorien	Behavioristische Lerntheorien	Konstruktivistische Theorien
Lernen	Prozess der Informationsverarbeitung, in dessen Verlauf Wissensstrukturen aufgebaut und verändert werden.	Die Verknüpfung (Assoziation) zwischen Reizen und/oder zwischen Reizen und Reaktionen bzw. Verhaltenskonsequenzen. Theorien der *operanten* und *klassischen Konditionierung* sind verhaltenspsychologisch orientiert.	Summe der Prozesse, die Lernende allein oder mit anderen Wissensstrukturen aufbauen, aktivieren, elaborieren und organisieren. Die Eigentätigkeit des Lernenden und der soziale Charakter von Lernen finden hier besondere Beachtung.

3.3.1 Kognitionspsychologisches Lernverständnis

3.3.1.1 Einführung

Kognitionspsychologische Theorien setzen sich mit der Frage auseinander, wie sich der eigentliche Lernprozess im Individuum abbilden lässt. Lernen wird hier verstanden als die Selektion, Organisation und Integration von Informationen, vollzogen durch drei unterschiedliche Einheiten des Gedächtnisses, die oft parallel arbeiten, sich gegenseitig ergänzen und sich bei manchen Lernvorgängen auch nur schwer voneinander abgrenzen lassen (s. 3.3.1.2 Dreispeichermodell).

Kognitionspsychologische Theorien stellen Lernen als einen Prozess der Informationsverarbeitung dar, in dessen Verlauf unterschiedliche Wissensstrukturen aufgebaut und verändert werden. In der Informationsverarbeitung enthaltene kognitive Prozesse, sind dabei nicht direkt beobachtbar und stellen Vorgänge dar, durch die ein Organismus Kenntnis von seiner Umgebung erlangt. Steiner (2001, zit. nach Imhof, 2016, 49) hebt hervor, dass dieser Prozess bereichsspezifisch, komplex und mehrstufig ist und die Teilprozesse des Verstehens, Speicherns und Abrufens einschließt.

Die Informationsverarbeitung selbst erfolgt dabei im menschlichen Gedächtnis, das alle Vorgänge mit denen ein Organismus aus der Umwelt aufgenommene Informationen in abrufbarer Form speichert, umfasst (vgl. Linder, 2014, 314). Grundlage des Gedächtnisses sind dabei die in diesem Kapitel beschriebenen Lernvorgänge. Das Gedächtnis, der Speicher angehäuften Wissens, besteht aus Lernergebnissen und impliziert das dauerhafte Fortbestehen von aufgenommenen Informationen über die Zeit und ermöglicht die Speicherung und das Abrufen von Informationen. Um Informationen abrufen zu können, und sich damit an ein bestimmtes Ereignis zu erinnern, müssen Informationen zur Eingabe in das Gedächtnissystem zunächst verarbeitet werden (Enkodieren), anschließend erfolgt das dauerhafte Behalten der enkodierten Informationen (Speichern) und letztlich müssen die gespeicherten Informationen im Gedächtnisspeicher wiederaufgefunden (Abruf) werden (vgl. Myers, 2014, 328 ff). Zur Erklärung dieses Prozesses der Erinnerungsbildung haben Atkinson & Shiffrin (1968) das Dreistufenmodell entwickelt.

Um den Prozess der Informationsverarbeitung im Sinne des Lernens nachvollziehbar abzubilden, werden im Folgenden zum einen die für das Lernen relevanten Gedächtnisstrukturen mit ihren lernspezifischen Funktionen und zum anderen das Dreispeichermodell des Gedächtnisses von Atkinson & Shiffrin (1968) dargestellt.

3.3.1.2 Das Dreispeichermodell des Gedächtnisses

Das von Atkinson & Shiffrin (1968) entwickelte Dreispeichermodell ist das wohl bekannteste Gedächtnismodell, das als Grundlage genutzt werden kann, um Lernen als Informationsverarbeitung zu beleuchten. Atkinson & Shiffrin gehen in ihrem Modell davon aus, dass sich der Prozess des Lernens als Selektion, Organisation und Integration von Informationen vollzieht (vgl. Imhof, 2016, 44). Verantwortlich für diesen Prozess sind im Dreispeichermodell des Gedächtnisses der sensorische Speicher, das Kurzzeitgedächtnis und das Langzeitgedächtnis, die subsummierend der bewussten (deklarativ) und der unbewussten (non-deklarativ) Informationsverarbeitung im Folgenden erläutert werden. Das Langzeitgedächtnis wird unter dem Aspekt der Speicherkapazität in Kapitel 3.3.1.3 beleuchtet.

Bewusste Informationsverarbeitung (deklaratives Gedächtnis)

Der sensorische Speicher empfängt visuelle, auditive, kinästhetische, olfaktorische und haptische Reize. Diese Reize werden für eine kurze Zeit originalgetreu gespeichert, bevor sie einer Filterung unterzogen werden und ein Teil der sensorischen Informationen dann im Kurzzeitgedächtnis weiterverarbeitet wird (vgl. Helmke,

2015, 59). Während Atkinson & Shiffrin beim Kurzzeitgedächtnis von einem nur kleinen, befristeten Speicher für aktuelle Gedanken und Erfahrungen ausgehen, hebt Helmke (vgl. 2015, 59) hervor, dass Baddeley & Hitch das Kurzzeitgedächtnis als eine aktive Arbeitsfläche darstellen, auf der das Gehirn Informationen verarbeitet, neuen Eingaben einen Sinn verleiht und sie mit Langzeiterinnerungen verbindet. Entsprechend dieser stattfindenden Verarbeitung von Informationen sprechen Psychologen auch vom Arbeitsgedächtnis, das dem neueren Verständnis des Kurzzeitgedächtnisses nach Baddeley & Hitch entspricht.

Zum Arbeitsgedächtnis gehören die bewusste (aktive) Verarbeitung von über die Sinnesorgane eingehenden Informationen und von Informationen aus dem Langzeitgedächtnis (vgl. Myers, 2014, 330). Das Kurzzeitgedächtnis speichert, für Sekunden bis wenige Minuten, diejenigen Informationen, die von den Sinnesorganen aufgenommen werden. Das Arbeitsgedächtnis, die besondere Form des Kurzzeitgedächtnisses, kann mehrere Elemente, wie z. B. Ziffern, gleichzeitig behalten und bearbeiten, wie es beispielsweise beim Kopfrechnen, bei der Bildung von Zwischensummen, wenn Lernende z. B. eine 3%ige-Infusionslösung für einen Patienten richten, gefordert ist. Die bewusste Verarbeitung von Informationen beginnt somit im sensorischen Gedächtnis, das das aktive Arbeitsgedächtnis versorgt.

Asendorpf und Neyer (vgl. 2012, 34) betonen, dass das Arbeitsgedächtnis denjenigen Teil des Gedächtnisses abbildet, der für die vorübergehende Speicherung und für Veränderungen von Gedächtnisinhalten verantwortlich ist. Beim Erwerb neuen Wissens und der Lösung komplexer Probleme ist somit das Arbeitsgedächtnis notwendig, in dem Wissensbestandteile aus dem Langzeitgedächtnis abgerufen und verändert oder mit neuem Wissen verknüpft werden. Wie viele Gedächtnisinhalte gleichzeitig verarbeitet werden können, ist durch die Kapazität des Arbeitsgedächtnisses begrenzt.

Schwerpunkt des Dreispeichermodells ist die Informationsverarbeitung im expliziten Gedächtnis (deklaratives Gedächtnis) von expliziten Erinnerungen (deklarative Erinnerungen / Wissen), d. h. von Fakten und Erfahrungen, die man bewusst wissen und deklarieren (engl. declare: bekannt geben) kann. Im deklarativen Wissensgedächtnis sind Informationen über Episoden (z. B. über den letzten Stationseinsatz während der praktischen Ausbildung), sowie über Fakten, Begriffe, Aussagen oder Bilder (z. B. eines Patienten oder eine spezielle Wundsituation eines Patient) gespeichert. Inhalte des deklarativen Gedächtnisses können bewusst werden und sprachlich wiedergegeben werden. Durch die Anwendung des deklarativen Wissens geschieht das Problemlösen mit allgemeinen Problemlösetechniken. Neuweg (vgl. 2004, 20) betont in diesem Zusammenhang, dass das explizite Lernen das bewusste Bemühen um den Aufbau expliziten Wissens, einschließlich der Suche nach bzw. der Vermittlung von Regeln, beinhaltet.

3.3 Lernen

Explizites Wissen wird vorwiegend im Lernmodus des formalen Lernens erworben. Formelles Lernen findet in einem organisierten, institutionellen Rahmen statt und orientiert sich an geplanten, benennbaren und überprüfbaren Lernzielen. Der organisierte Rahmen in der Gesundheits- und (Kinder-) Krankenpflege ist gegeben durch das Krankenpflegegesetz, die Ausbildungs- und Prüfungsverordnung, die Rahmenlehrpläne der einzelnen Länder und durch die schulinternen Curricula. Formelle Lernanlässe in der praktischen Gesundheits- und (Kinder-) Krankenpflegeausbildung sind Lern- bzw. Anleitungssituationen, welche bewusst und zielgerichtet individuell für Auszubildende geplant, durchgeführt und ausgewertet werden (vgl. Bohrer, 2013, 44) und „(…) ihre Berechtigung für die berufliche Kompetenzentwicklung, insbesondere im Hinblick auf praktisch-technische Kompetenzen" (ebd., 2013, 45) besitzen.

Nach Kaiser (vgl. 2005, 16) kann deklaratives Wissen auf unterschiedliche Art aktiv werden. Zum einen greift der Lernende auf deklaratives Wissen zurück, wenn ein aufgrund situativer Erinnerungen entstandener Handlungsentwurf kritisch zu beleuchten ist und zu überlegen ist, ob dabei irgendwelche Grundsätze und Regeln verletzt werden. Lernende setzen dabei das deklarative Wissen als Instrument der Reflexion ein, wenn sie z. B. Gesundheits- und (Kinder-) Krankenpflegende bei der Wundversorgung beobachten. Zum anderen greifen Lernende auf ihr deklaratives Wissen zurück, wenn zur Bewältigung gewisser Aspekte einer Situation (z. B. der Wundversorgung) keine geeigneten situativen Erfahrungen zur Verfügung stehen. Die bewusste Verarbeitung stellt dabei eine Form der Enkodierung dar, die Aufmerksamkeit und bewusste Anstrengung erfordert.

Unbewusste Informationsverarbeitung (non-deklaratives Gedächtnis)

Erinnerungen werden aber nicht nur bewusst, sondern eben auch unbewusst, automatisch verarbeitet. In diesem Zusammenhang verweist Myers (vgl. 2014, 331) auf die Zweigleisigkeit des Gedächtnissystems. Diese automatische Verarbeitung, das Behalten, das unabhängig von bewussten Erinnerungen ist, erfolgt im impliziten Gedächtnis und meint die unbewusste Enkodierung zufällig anfallender Informationen, über:

- *Raum*: Während Auszubildende eine Patientenakte studieren, enkodieren sie die Stelle in der Dokumentation, auf der eine bestimmte Information erwähnt wird. Sind sie später, z. B. im Rahmen der Übergabe an die nächste Schicht aufgefordert, die Informationen über die automatische Verarbeitung abzurufen, können sie möglicherweise die Position des zu übergebenden Inhaltes auf der Seite der Patientendokumentation visualisieren.

- *Zeit*: Auszubildende merken sich unabsichtlich die Abfolge stattfindender Ereignisse während eines Dienstes. Bemerken sie, dass sie das Ein- und Ausfuhrprotokoll eines Patienten verlegt haben, versetzt sie die Ereignissequenz, die ihr Gehirn automatisch enkodiert hat, in die Lage, die einzelnen Schritte zurückzuverfolgen.
- *Häufigkeit*: Auszubildende verfolgen mühelos, wie oft Dinge geschehen. So kann ihnen plötzlich bewusst werden, dass sie schon zum dritten Mal mit „Schüler" und nicht mit ihrem Namen angesprochen wurden (vgl. Myers, 2014, 332).

Das im impliziten Gedächtnis gespeicherte Wissen wird im Lernmodus des informellen Lernens erworben. Informelles Lernen geht auf John Dewey zurück. Der wesentliche Unterschied informellen Lernens zum formellen Lernen ist, dass Lernen hier ohne Intention und außerhalb eines vorab definierten Lernsettings stattfindet. Bohrer (vgl. 2013, 46) beschreibt informelles Lernen in Anlehnung an Schleicher und Kirchhof als den lebenslangen Erfahrungserwerb im Vollzug des alltäglichen Lebens, der sich überwiegend ungeplant und meist unbewusst vollzieht. Lernen findet hiernach am Lernort Praxis zufällig, beiläufig und unbewusst während eines Stationseinsatzes statt. Dabei handelt es sich meist um ein prozesshaftes, häufig problemgeleitetes Lernen, das sich aus neuen Situationen bzw. Erfahrungen heraus ergibt. Situationen, in denen sich informelles Lernen vollzieht, sind also nicht vorhersagbar. Auszubildende, eingebunden in den Stationsalltag, werden unumgänglich mit solchen unerwarteten, nicht vorhersehbaren Situationen, die sie mehr oder weniger erfolgreich bewältigen müssen, konfrontiert. Durch die informelle Auseinandersetzung mit solchen Situationen kommt es zum selbstständigen Aneignen sozialer, kommunikativer und emotionaler Kompetenzen (vgl. Bohrer, 2013, 47).

„Implizites Wissen als „tacit-knowing" bezeichnet zunächst einen bestimmten Modus des (inneren oder äußeren) Tuns und ist Synonym für intuitives Können oder „knowing-how" " (Neuweg, 2004, 12). Nach Bohrer (vgl. 2013, 52) handelt es sich beim impliziten Wissen um ein praktisches Wissen, das im Handlungsvollzug als intuitives Können zum Tragen kommt. Neuweg (vgl. 2004, 14) betont, dass im Handeln gemachte (Lern-) Erfahrungen im impliziten Gedächtnis gespeichert werden und in das spätere Handeln hinein wirken, ohne dass sie dem Handelnden als solche bewusst sind oder von ihm bewusst erinnert werden. In hoch komplexen Situationen implizites Wissen intuitiv auszuüben, macht für Neuweg (vgl. 2004, 135) den Könner aus. Das implizite Wissen des Könners wird von ihm an neuen Fällen überprüft und erweitert und ist somit nicht statisch, sondern entwickelt sich weiter.

„Im nicht-deklarativen (impliziten) Gedächtnis sind Inhalte gespeichert, die oft durch klassische und instrumentelle Konditionierung (s. Kap. 3.3.2.2) bedingt sind oder auf Lernvorgänge zurück gehen, die zu Habituation (reizspezifische Gewöhnung) führen" (Linder, 2014, 315). Dabei werden wiederholt auftretende Reize, die keine positiven oder negativen Folgereize ankündigen, nicht mehr beachtet. Erlernte Bewegungen werden dann automatisch ausgeführt. Die entsprechende Information für die Bewegungsausführung ist im deklarativen Gedächtnis gespeichert. Eine Assoziation zwischen dem Reiz und dem darauf folgenden Ereignis bleibt hier allerdings aus. Die Habituation stellt somit einen nicht-assoziativen Lernvorgang des nicht-deklarativen Gedächtnisses dar (vgl. Linder, 2014, 315). Diese automatische Verarbeitung produziert implizite Erinnerungen (non-deklarative Erinnerungen) (vgl. Myers, 2014, 331), die im prozeduralen Gedächtnis, einer Form des nicht-deklarativen Gedächtnisses, gespeichert werden. Im prozeduralen Gedächtnis sind gelernte Verhaltensweisen und Gewohnheiten oder motorische Fertigkeiten, wie z. B. das Führen eines Aufnahmegespräches gespeichert, die dem Bewusstsein nicht oder nur schwer zugänglich sind und sich dementsprechend auch nicht verbalisieren lassen. „Der Könner kann etwas nur zeigen, aber nicht oder nicht angemessen darüber sprechen" (Neuweg, 2004, 16). Das dort gespeicherte Wissen besteht aus einer Vielzahl von Wenn-Dann-Regeln, die auf die momentane Situation angewendet, den nächsten Schritt einer Routinehandlung bewältigen. Diese Regeln, denen das Können folgt, sind nicht bewusst, sondern steuern als Automatismen das Vorgehen in gut geübten Routineaufgaben. Damit ist implizites Wissen nicht-formalisierbar, denn menschliches Können lässt sich nicht über Regeln erfassen und beschreiben (vgl. Neuweg, 2004, 18).

Mit Hilfe von prozeduralem Wissen können Aufgaben somit ohne eine spezielle Planung gelöst werden (vgl. Kaiser, 2005, 15). Implizites Lernen stellt damit eine Anpassungsstrategie an Situationen dar, die durch ihre Vielzahl an situationsspezifischen Elementen mit Regelwissen nicht zu durchdringen und zu bewältigen sind (vgl. Neuweg, 2004, 31). Bohrer (vgl. 2013, 52) spricht in diesem Zusammenhang von dem unbewussten Wissen um die Regeln im impliziten Wissen, denen das Können folgt.

Neben den o. g. prozeduralen Erinnerungen verarbeitet das implizite Gedächtnis außerdem automatisch, klassisch konditionierte Assoziationen zwischen Stimuli. So werden Auszubildende der Gesundheits- und (Kinder-) Krankenpflege einem neuen Stationseinsatz aufgrund einer konditionierten Assoziation, die einen neuen Einsatz am Lernort Praxis mit einem netten Team verbindet, mit Freude entgegengehen. Dass Auszubildende dem neuen Einsatz mit Freude begegnen, passiert dann eben nicht mit Absicht, sondern ganz automatisch.

Diese Zweigleisigkeit des Verstandes ermöglicht zum einen, viele Routinedetails bei Seite zu schaffen, um sich zum anderen auf eine bewusste, anstrengende Verarbeitung zu konzentrieren (vgl. Myers, 2014, 332).

Eine weitere Form des nicht-deklarativen Gedächtnisses ist das emotionale Gedächtnis, das z. T. auf klassischer Konditionierung (s. Kap. 3.3.2.1) beruht. Im emotionalen Gedächtnis sind Informationen über vergangene Ereignisse und damit verbundene Gefühle gespeichert. Das emotionale Gedächtnis speichert situatives Wissen, das nach Kaiser (vgl. 2005, 15) aus Erinnerungen an konkrete, selbst erlebte und damit emotionsverbundenen Situationen besteht. Der Aufbau impliziten Wissens, das implizite Lernen, fasst Bohrer (vgl. 2013, 52) zusammen, ist somit unmittelbar an Erfahrungen gebunden. „Im praktischen Tun, d. h. im Bewältigen (beruflicher) Anforderungssituationen wird Expertise entwickelt" (Bohrer, 2013, 52). Denkt der Lernende an eine in der Vergangenheit erlebte Situation, so erinnert er sich sogleich an andere oder ähnlich erlebte Situationen. Nutzt er dieses Wissen, die erworbene Expertise vergangener Situationen, zur Bearbeitung einer Aufgabe, dann geschieht dies, indem er die neue Situation ähnlich wie die bereits erlebte Situation behandelt. Es findet eine Wiederholung dessen statt, was sich bereits, in vergangenen Situationen bewährt hat. Erworbenes implizites Wissen steht also nach der Bewältigung einer Situation wieder neuen Situationen zur Verfügung. Kaiser (vgl. 2005, 15) spricht in diesem Zusammenhang auch vom intuitiven Vorgehen. Auf diese Art lernen Lernende auch Urteilsbildung für pflegerische Situationen, indem sie auf der Grundlage (früherer) Erfahrungen zum einen in Pflegesituationen Urteile bilden und zum anderen, indem sie ihre eigenen Urteile mit den Urteilen von Experten abgleichen. Dies hebt die Wichtigkeit der Beziehung zwischen Auszubildenden und Gesundheits- und (Kinder-) Krankenpflegenden als ein bedeutsames Element für das Lernen am Lernort Praxis hervor (vgl. Bohrer, 2013, 53).

Zusammenfassend kann festgehalten werden, dass implizites Lernen der Lernmodus ist, der entscheidend zum Aufbau von impliziten Wissen, das auf früheren, unbewussten Erfahrungen beruht und zur Herausbildung von Könnerschaft führt. Während explizites Lernen auf den Erwerb expliziten Wissens abzielt und auf mentalen Modellen beruht (vgl. Neuweg, 2004, 25). Neuweg (vgl. 2004, 20) zufolge beinhaltet das explizite Lernen das bewusste Bemühen um den Aufbau expliziten Wissens und die Suche nach Regeln. Während beim impliziten Wissen der Prozess des Einlassens auf eine Situation, ohne dass in dieser aktiv nach explizitem Wissen oder nach Regeln gesucht wird, im Vordergrund steht (vgl. Bohrer 2013, 54).

Den Kern des impliziten Lernens bildet das implizite Integrieren, d. h. Vorgänge des Erkennens, Verstehens, Urteilens und Tuns; ein Akt des Einverleibens, Einfühlens und Verinnerlichens (vgl. Neuweg, 2004, 205). Lernen ist somit ein Prozess des Einlassens und Urteilens in komplexen beruflichen Situationen.

3.3.1.3 Die Gedächtniskapazität

Die oben genannten drei Gedächtniseinheiten des Dreispeichermodells nach Atkinson & Shiffrin unterscheiden sich hinsichtlich ihrer Aufnahmekapazität und ihrer Speicherdauer.

Der sensorische Speicher enthält alle im Moment verfügbaren Reize, die über die Wahrnehmungsorgane aufgenommen werden können. Diese Reize werden unmittelbar wahrgenommen, sind als „Rohdaten" verfügbar und verfallen mit einer Speicherdauer von weniger als 5 Sekunden sehr schnell. Durch die Selektion von Informationen, werden Informationen gezielt ausgewählt, indem relevante Informationen eine besondere Aufmerksamkeit erhalten und irrelevante Informationen verworfen (vergessen) werden. Auf diese Art wird entschieden, welche Inhalte in das Arbeitsgedächtnis (Kurzzeitgedächtnis) überführt und weiterverarbeitet werden (vgl. Imhof, 2016, 46).

Die Kapazität des Kurzzeitgedächtnisses ist generell eher gering und wird über die so genannte Gedächtnisspanne definiert. Der US-Amerikaner Georg A. Miller (1956, zit. nach Asendorpf et al., 2012, 34) ging davon aus, dass das Kurzzeitgedächtnis eines Erwachsenen etwa 7 +/- 2 Informationseinheiten (Chunks) gleichzeitig im Gedächtnis behalten kann. Ohne eine aktive Verarbeitung im Arbeitsgedächtnis haben diese Kurzzeiterinnerungen allerdings nur eine begrenzte Lebensdauer. Generell ist die Kapazität des Arbeitsgedächtnisses außerdem abhängig von entwicklungspsychologischen Grenzen, wie dem Alter und anderen Faktoren, wie z. B. Aufmerksamkeit, Konzentration und Ablenkung. So haben beispielsweise jüngere Erwachsene eine größere Arbeitsgedächtniskapazität als ältere Erwachsene, was bedeutet, dass ihre Fähigkeit zum Multitasking vergleichsweise höher ist. Sind wir konzentriert und ohne Ablenkung können wir, unabhängig vom Alter, effizientere Arbeit leisten (vgl. Myers, 2014, 333).

Das Langzeitgedächtnis ist ein Speichersystem mit großer Kapazität. Hier werden Informationen über viele Jahre abrufbar gespeichert (vgl. Linder, 2014, 314). Imhof (2016, 47) spricht auch von der lebenslangen Speicherung.

Es erledigt somit das längerfristige Behalten der gespeicherten Informationen und untergliedert sich in ein semantisches, episodisches und prozedurales Gedächtnis und speichert deklaratives und prozedurales Wissen. Das Metagedächtnis impliziert das Wissen über das eigene Gedächtnis und umfasst deklarative, prozedurale und konditionale Elemente (vgl. Helmke, 2015, 60). Die Speicherkapazität ist für Langzeiterinnerungen quasi unbegrenzt (vgl. Myers, 2014, 338). Um den Zugang zu Informationen aus dem Langzeitgedächtnis zu sichern, ist es sinnvoll, die Inhalte mehrfach abzulegen und sie assoziativ zu vernetzen. Denn je nachdem, wie gut die Inhalte im Langzeitgedächtnis organisiert sind, wird die Einspeicherung neuer

Informationen besser gelingen und das Abrufen von Informationen erleichtern (vgl. Imhof, 2016, 47).

Die folgende Tabelle stellt einen zusammenfassenden und vergleichenden Überblick der einzelnen Gedächtniseinheiten des Dreispeichermodells dar.

Tab. 2 Überblick der Gedächtniseinheiten (vgl. Imhof, 2016, 46)

Gedächtniseinheiten	Kapazität	Speicherdauer
Sensorisches Gedächtnis	groß	eher kurz: < 5 s
Arbeits- bzw. Kurzzeitgedächtnis	klein	kurz < 30 s
Langzeitgedächtnis	unbegrenzt	lebenslang

3.3.2 Behavioristisches Lernverständnis

Aus verhaltenstheoretischer bzw. behavioristischer Sicht bezieht sich Lernen auf die Veränderung im Verhalten oder im Verhaltenspotential eines Organismus hinsichtlich einer bestimmten Situation. Lernen geht hier auf wiederholte Erfahrungen des Organismus in dieser Situation zurück. Die Außensteuerung des Lernens nimmt damit im Behaviorismus einen besonderen Stellenwert ein. Das Prinzip des Lernens wird verstanden als eine (Assoziation) zwischen Reizen und / oder zwischen Reizen und Reaktionen bzw. Verhaltenskonsequenzen. Den Prozess des Erlernens von Assoziationen nennt man Konditionierung (vgl. Myers, 2014, 291). Zwei behavioristisch orientierte Arten der Konditionierung werden unterschieden: die klassische Konditionierung und die operanten Konditionierung. Beide Arten werden im Folgenden dargestellt.

3.3.2.1 Klassische Konditionierung

Die klassische Konditionierung, bei der der Mensch lernt, zwei Reize miteinander zu verbinden und auf diese Weise Ereignisse vorwegzunehmen (Reize können alle Ereignisse oder Situationen sein, die eine Reaktion auslösen), ist eine Form des assoziativen Lernens. Nach ihrem Entdecker, dem russischen Physiologen Ivan Pavlov (1849-1936), bezeichnet man sie auch als Pavlovsche Konditionierung. Ein typisches und bekanntes Beispiel ist der von Pavlov untersuchte Reflex der Speichelsekretion des Hundes. Der Lernvorgang, den der Pavlovsche Hund durchläuft, wird bei der klassischen Konditionierung dadurch bewirkt, dass ein vorangehender, neutraler Zusatzreiz gleichsam den nachfolgenden reflexauslösenden Reiz ankündigt. Dabei ist die zeitliche Nähe der beiden Reize entscheidend für den Lernerfolg. Voraussetzung für eine Assoziation ist, dass ein Zusatzreiz den reflexauslösenden Reiz ankündigt. Da der Zusatzreiz seine Wirkung aufgrund von Erfahrungen entfaltet, bezeichnet man ihn auch als erfahrungsbedingten oder konditionierten Reiz (vgl. Linder, 2014, 310).

Das Grundprinzip des Lernens durch klassische Konditionierung besteht demnach darin, dass ein ursprünglich neutraler Reiz nach ausreichend häufiger Koppelung mit einem unbedingten (unkonditionierten) Reiz annähernd die gleichen Reaktionen auslöst wie der unbedingte Reiz (vgl. Helmke, 2015, 55). Die pädagogische Relevanz des Lernens durch klassische Konditionierung bezieht sich nach Helmke (vgl. 2015, 55) vor allem auf den Erwerb emotionaler Reaktionen. So kann, übertragen auf die praktische Ausbildung in der Gesundheits- und (Kinder-) Krankenpflege, z. B. eine positive Begrüßung und ein freundliches Willkommen heißen der Auszubildenden am ersten Tag eines praktischen Einsatzes eine nachhaltige emotionale Erfahrung sein, die die Einstellung zur praktischen Ausbildung, zum Team des jeweiligen Praxisortes und zum Lernen positiv beeinflusst. Andererseits kann eine vom Auszubildenden erlebte unangenehme Situation, z. B. auf Grund eigener Wissensdefizite zu einem bestimmten Medikament, Emotionen hervorrufen, die bei wiederholten Misserfolgserlebnissen zur Herausbildung einer allgemeinen Angst- und Vermeidungshaltung gegenüber neuen Herausforderungen führen und sogar durch Reizgeneralisierung auf die praktische Ausbildung, auf das Lernen am Praxisort und auf die Ausbildung im Allgemeinen ausgeweitet werden (vgl. ebd., 2015, 55).

Nach Helmke (vgl. 2015, 55) betonten Gage und Berliner (1996), dass alles im Umfeld eines Menschen mit einem Stimulus gekoppelt werden kann, der emotionale Reaktionen hervorruft. Freundliche oder weniger freundliche Worte der Gesundheits- und Krankenpflegenden am Lernort Praxis können bei Auszubildenden Freude oder Angst hervorrufen. Damit assoziierte Stimuli, wie eine Lernaufgabe können eine Reaktion hervorrufen, die der unkonditionierten Reaktion sehr ähnlich ist. Ähnlich alleine dadurch, dass die Reaktion in Kontigenz (zeitlich-räumlicher Nähe) mit dem unkonditionierten Stimulus steht. Der Auszubildende muss sich dessen, dass ein respondentes (automatische Reaktion auf einen Reiz) Lernen stattfindet, nicht bewusst sein. Gesundheits- und (Kinder-) Krankenpflegende und Praxisanleitende, die Lernvorgänge am Lernort Praxis unter dem Gesichtspunkt des respondenten Lernens betrachten, können Auszubildenden helfen, das Zustandekommen ihrer gefühlsmäßigen Reaktionen zu verstehen, bestimmte Lernziele leichter zu erreichen und sie können Auszubildende davor bewahren, unerwünschte Reaktionen zu lernen (vgl. ebd., 2015, 56).

3.3.2.2 Operante (instrumentelle) Konditionierung

Die instrumentelle Konditionierung stellt eine weitere Form des assoziativen Lernens dar. „Durch die operante Konditionierung lernen wir, eine Reaktion (Verhalten) und deren Folgen in Verbindung zu bringen und auf diese Weise Handlungen mit guten Ergebnissen zu wiederholen und Handlungen mit schlechten Ergebnissen zu vermeiden" (Myers, 2014, 291). Während bei der Klassischen Konditionierung die Reaktion, die sich in einem bestimmten Verhalten zeigt, durch einen Reiz ausgelöst wird, hängt bei der operanten Konditionierung die Reaktion von der Auswirkung der Reaktion ab. Tier und Mensch lernen hier nach dem Prinzip von Versuch und Irrtum, wie durch das Ausführen einer bestimmten Verhaltensweise eine Aufgabe zu lösen ist. Das gelernte Verhalten stellt damit ein Instrument dar, mit dem ein bestimmtes Ergebnis herbeigeführt wird. Es kommt zu einer Verknüpfung zwischen dem eigenen Verhalten und dem damit bewirkten Ergebnis. Charakteristisch für die operante Konditionierung ist, dass eine einzige Erfahrung ausreicht, um ein Verhalten auszubilden (vgl. Linder, 2014, 311).

Prinzip des operanten Konditionierens ist die Verstärkung, die alle Prozesse meint, die die Auftretenswahrscheinlichkeit von Verhaltensweisen erhöhen. Verstärkungen erfolgen durch das Hinzufügen eines positiven Verstärkers, wie z. B. Lob oder durch das Wegnehmen negativer Verstärker. Beides erhöht die Wahrscheinlichkeit eines bestimmten Verhaltens (vgl. Helmke, 2015, 56).

So können bestimmte Verhaltensweisen der Auszubildenden, wie z. B. korrekte Händehygiene am Lernort Praxis durch Lob und Anerkennung der Gesundheits- und (Kinder-) Krankenpflegenden verstärkt werden. Solche Verstärkungen in Form von Lob, Anerkennung, Wertschätzung, Ermutigung sind nach Helmke (vgl. 2015, 57) außerdem unersetzbar für den Aufbau der Lernmotivation.

3.3.3 Konstruktivistisches Lernverständnis

„Nicht alle Verhaltensweisen werden durch eigenes Tun gelernt und nicht immer sind unmittelbare Verstärkung oder Assoziationen notwendig, damit etwas gelernt wird" (Imhof, 2015, 65). Rechnung trägt dieser Tatsache das Beobachtungslernen, auch das Lernen am Modell genannt, das auf der von Bandura (1976) entwickelten sozial-kognitiven Lerntheorie basiert. Nach Banduras Theorie lernt ein Individuum durch die Beobachtung und die Nachahmung des Verhaltens anderer Personen, die als Modell fungieren. Beobachtungslernen ist ein Prozess des aktiven Informationserwerbs, der überall stattfindet, wo man andere Personen beobachten kann (vgl. Trautner, 1997, 137). Welche Personen Lernende als Modell priorisieren, hängt von deren Attraktivität ab. So suchen sich nach Helmke (vgl. 2015, 58) Lernende

Modelle aus, die mächtig, wichtig, kompetent, glaubwürdig und geschätzt sind. Myers (vgl. 2014, 319) betont in diesem Zusammenhang, dass wir dazu neigen, Menschen nachzuahmen, von denen wir glauben, dass sie uns selbst ähnlich sind und die wir für erfolgreich und bewunderungswürdig halten. Beobachten wir Personen, die uns sympathisch sind, wird das eigene Belohnungssystem im Gehirn aktiviert, so als hätten wir selbst die Belohnung erhalten. Durch deren Beobachtung lernt der Auszubildende zum einen beobachtbares, motorisches Verhalten, wie z. b. das Transferieren eines Patienten aus dem Bett in den Stuhl. Er lernt aber zum anderen auch Einstellungen, wie Hilfsbereitschaft gegenüber Patienten und Kollegen, Autonomie oder auch die Freude am Lernen.

Während der praktischen Gesundheits- und (Kinder-) Krankenpflegeausbildung, bietet sich für Auszubildende die Gelegenheit, eine Vielzahl von Verhaltensweisen bei den verschiedensten Modellen zu beobachten. Zu dem unterscheidet sich auch die Auszubildenden individuell in der Art und im Grad der Imitation der gleichen Modelle. Dies führt Bandura auf die Wirksamkeit folgender verschiedener Moderatorenvariablen zurück, die miteinander korrelieren und somit nicht unabhängig von einander zu betrachten sind (vgl. Trautner, 1992, 110):

- Merkmale des Modells, wie z. B. Alter, Geschlecht, sozialer Status, Prestige und besondere Fähigkeiten
- Merkmale des Beobachters, wie z. B. Aufmerksamkeit, Motivation und Fähigkeit zur Wahrnehmung
- Die Art des Verhältnisses von Beobachter und Modell, wie z. B. der Grad der Abhängigkeit, der Sympathie, der wahrgenommenen Ähnlichkeiten

Bandura unterscheidet im Beobachtungslernen die vier folgenden Vermittlungsprozesse, die zwischen Modellreizen und dem Verhalten des Beobachters ablaufen:

1. Aufmerksamkeitsprozess (auf das Modell-Verhalten)
Aufmerksamkeitsprozesse entscheiden zunächst darüber, was aus den auf den Beobachter einströmenden Reizen ausgewählt und somit beobachtet wird. Die Entscheidung ist dabei von Faktoren, wie z. B. der Attraktivität des Modells abhängig. Verschiedene Merkmale der Modellreize wirken nicht gleichermaßen auf jeden Beobachter. Die Einstellungen, die Erwartungen, die kognitiven Fähigkeiten und das Erregungsniveau eines jeweiligen Beobachters üben einen modifizierten Einfluss auf die Aufmerksamkeit.

2. Behaltens-Phase (kodieren und Behalten – das Verhaltensschema wird gespeichert)
Nur Verhaltensweisen, die das Gedächtnis speichert, können gelernt und nachgeahmt werden. Dementsprechend beinhaltet der zweite Prozess, das Behalten von beobachteten Verhaltensäußerungen und zwar über lange Zeiträume hinweg. Es erfolgt eine symbolische Kodierung modellierten Verhaltens in ein sprachliches oder bildliches Medium. Das Einüben (motorisches Wiederholen) oder auch ein gedankliches Wiederholen erleichtern den Behaltensprozess. Auch hier wirken sich Personenvariablen, wie z. B. kognitive Strukturen auf den Lernprozess aus.

3. Reproduktionsprozess (das Verhalten wird praktiziert)
Im motorischen Reproduktionsprozess werden die erworbenen Konzepte und Regeln in ein angemessenes Verhalten umgeformt. Bevor eine in der Vergangenheit beobachtete Verhaltensweise ausgeführt wird, wird diese durch einen zentralen Integrationsmechanismus vollständig organisiert, d. h. einzelne, bereits bekannte Reaktionskomponenten werden auf kognitiver Ebene zu neuen Mustern kombiniert, so dass ein vollständiges Modell, der dann auszuführenden Handlung entsteht. Ein Feedback über die Genauigkeit der ausgeführten Handlung kann die Reproduktionsleistung verbessern.

4. Motivationsprozess (der Effekt wird ausgewertet und die Bereitschaft entwickelt, das Verhalten zu wiederholen oder nicht)
Ob eine bereits gelernte Handlung ausgeführt wird, steht unter dem Einfluss verschiedener Arten von Anreizen (externale, stellvertretende und selbstproduzierte Anreize). Die gedankliche Vorwegnahme der zu erwartenden Bekräftigung beeinflusst die Entscheidung darüber, welche von den gelernten Verhaltensmöglichkeiten schließlich zur Ausführung gelangt.

Die Faktoren der vier Prozesse machen deutlich, dass ein Ausbleiben des Nachahmungsverhaltens auf Mängeln der sensorischen Registrierung, auf Defiziten der vorstellungsmäßigen oder sprachlichen Kodierung und Speicherung, auf der motorischen Einschränkung oder auch auf fehlenden motivationalen Anreize beruhen kann. Allein die Beobachtung eines Modells garantiert somit nicht automatisch den Erwerb neuen Verhaltens. So kann durch die Beobachtung, bereits im Verhaltensrepertoire des Beobachters vorhandene, aber bisher aufgrund von Bestrafung unterdrückte Verhaltensbereitschaft, je nach den beobachteten Verhaltenskonsequenzen, enthemmt oder aber auch weiter unterdrückt werden (vgl. Trautner, 1992, 106–109).

Imhof (vgl. 2015, 65) hebt hervor, dass das Lernen durch Beobachtung gewisser Voraussetzungen bedarf. So muss die Aufmerksamkeit der Lernenden zunächst auf die relevanten Merkmale gelenkt werden, was eine gewisse Aufmerksamkeitskapazität der Lernenden voraussetzt. Ferner sollten Lernende die notwendigen Fähigkeiten besitzen, um das entsprechende Verhalten oder die geforderte (motorische) Leistung, wie das Messen des Blutdruckes, umzusetzen. Außerdem bedarf es auch hier der Verstärkung durch das Erfahren eines positiven Resultates, um „ ... die Motivation aufrechtzuerhalten, das beobachtbare Behalten zu zeigen" (Imhof, 2015, 66).

Das menschliche Gehirn empfindet und ahmt nach, was wir beobachten „Beim Beobachten der Haltung, der Gesichter, (...) anderer passen wir uns unbewusst an sie an, was uns dabei hilft, zu fühlen, was sie fühlen" (Myres, 2014, 321).

3.3.4 Lernen in der kognitiven Entwicklungstheorie Piagets

3.3.4.1 Einführung in Piagets Theorie

Der Entwicklungspsychologe Jean Piaget (1896 – 1980) befasste sich insbesondere mit der geistigen Entwicklung des Menschen. Dabei war es sein Hauptanliegen, die Struktur und Leistungsfähigkeit des menschlichen Erkenntnisvermögens zu explorieren. Sein Hauptuntersuchungsgegenstand waren die qualitativen Veränderungen intellektueller Strukturen, die als dem beobachtbaren Verhalten zugrundeliegend angenommen werden. Diese Strukturen, angeordnet in gesetzmäßiger Stufenfolge, bildeten die Analyseeinheiten der Entwicklung. Sein primäres Interesse bestand damit darin, zu verstehen, wie sich menschliche Erkenntnis entwickelt. Piaget betrachtete das Verhalten unter den folgenden drei Hauptaspekten: dem *Inhalt*, der *Struktur (Schema)* und der *Funktion* des Verhaltens.

1. Verhaltensinhalt
Unter dem Verhaltensinhalt versteht Piaget die spezifischen beobachtbaren Reaktionen eines Individuums, also das von außen beobachtbare Verhalten, das sich im Laufe der Entwicklung verändert, wie z. B. Bewegungen, Handlungen usw.

2. Struktur (Schema)
Diesem beobachtbaren Verhaltensinhalt liegt eine Struktur zugrunde, die erklärt, warum gerade dieses und nicht ein anderes Verhalten geäußert wurde. Dabei wird der Begriff Struktur häufig synonym mit dem Begriff Schema gebraucht. Teilweise wird der Begriff Struktur auch explizit für eine organisierte und koordinierte Verbindung mehrerer Schemata genutzt (vgl. Trautner, 1997, 163). Nach Piaget bildet der Mensch die Gesamtheit seiner Erfahrungen in Form von geordneten Schemata

im Geiste ab (vgl. Imhof, 2015, 29). Der Begriff Schema steht dabei für eine Art kognitive Struktur, in die die Erfahrungen des Menschen eingeordnet werden und stellt ein geordnetes Verhaltens- oder Denkmuster, eine Verallgemeinerung oder Abstraktion von Aktivitäten (Operationen) dar, die in bestimmten formalen Merkmalen übereinstimmen (vgl. Myers, 2014, 186). Mit Hilfe von kognitiven Strukturen, den s. g. Schemata, werden Informationen somit geordnet und erklärt. Erwachsene verfügen über eine Vielzahl von Schemata, die im Vergleich zu den einfachen Schemata im Säuglingsalter, im hohen Maße komplex, differenziert und flexibel, wie die höchsten abstrakten Leistungen auf der Stufe der formalen Operationen sind (vgl. Trautner, 1997, 163).

3. Funktion
Die Funktion des Verhaltens beschreibt die Art und Weise, wie Menschen in ihrer kognitiven Entwicklung zu Fortschritten gelangen. Sowohl die dem Verhalten zugrundeliegenden intellektuellen Strukturen als auch die Verhaltensinhalte sind dabei veränderlich. Sie werden aufgebaut und durch die aktive Auseinandersetzung des Organismus mit seiner Umwelt verändert. Unveränderlich über alle Entwicklungsstufen ist hingegen die Art der Aktivität des Organismus, d. h. der allgemeine Charakter intelligenter Handlungen. Diese gleichbleibenden Merkmale bezeichnet Piaget als Funktion des Verhaltens (vgl. Trautner, 1997, 164). „Intelligentes Verhalten ist auf allen Altersstufen organisiert und adaptiv" (Trautner, 1997, 164). D. h., dass Verhaltensinhalte und die ihnen zugrundeliegenden Verhaltensstrukturen immer nur Teile von organisierten Ganzheiten sind. Die Anwendung und die Erweiterung dieser Schemata bezeichnet Piaget als Adaption, als die aktive physische wie psychische Anpassung des Organismus an die Umwelt. Piaget unterscheidet zwei komplementäre Teilprozesse der Adaption, die Assimilation und die Akkomodation (vgl. Imhof, 2015, 29).

3.3.4.2 Adaption, Assimilation, Akkommodation
„Zum einen ändert sich das eigene Verhalten (die eigene Struktur) und passt sich den Anforderungen der Umwelt an (Akkomodation), zum anderen wird die Umwelt so gestaltet und verändert, dass sie mit den eigenen Bedürfnissen und Möglichkeiten (mit der eigenen Struktur) übereinstimmt (Assimilation)" (Trautner, 1997, 164). Das Zusammenspiel von Assimilation und Akkomodation führt im Laufe der Entwicklung zu immer neuen und höher organisierten Schemata.

Damit werden Objekte und Ereignisse der Umwelt so behandelt und aufgefasst, dass sie für die eigenen Strukturen passend werden (vgl. Imhof, 2015, 30). D. h. Auszubildende der Gesundheits- und (Kinder-) Krankenpflege entwickeln beispielsweise an einem Lernort Praxis (z. B. auf einer chirurgischen Station) eine

Vorstellung davon, was zur stationären Aufnahme eines Patienten pflegerisch zu erledigen ist. Dasselbe Verhalten übernehmen Auszubildende dann auch auf einer anderen Station (z. B. auf einer psychiatrischen Station), wenn der Lernort Praxis wechselt. Hier werden die neuen Erfahrungen auf der neuen Station zunächst assimiliert, in dem sie mit dem aktuellen Verständnis der Patientenaufnahme (Schema) erklärt werden. Auf diese Art und Weise können Assimilationsschemata zum einen reproduktiv sein, in dem sie sich auf Grundlage einer inhärenten Motivation wiederholen. Sie haben aber auch zum anderen die Tendenz zu generalisieren, in dem sie auf Objekte oder Ereignisse, wie die Patientenaufnahme auf der neuen Station einwirken, an denen sie nicht ursprünglich erworben worden sind. Als dritte Form der Assimilation nennt Piaget die rekognitive Assimilation, die Fähigkeit nur ganz bestimmte Objekte und Ereignisse als assimilierbar an ein bestimmtes Schema zu erkennen. Die sich daraus ergebenden Funktionen der Assimilation beschreibt Piaget mit Reproduktion (Wiederholung), Generalisierung, Rekognition (Wiedererkennung) und gegenseitige Integration. Letzteres beinhaltet die reziproke Assimilation und meint die gegenseitige Assimilierung vorhandener, aber bisher getrennter Schemata (vgl. Trautner, 1997, 166).

Komplementär zur Assimilation beschreibt Piaget die Akkommodation, die sich als Anpassung der eigenen Handlungs- und Wissensstrukturen an die Umweltstruktur versteht. Hier wird das eigene Handeln und Denken verändert oder gegebenenfalls erweitert, wenn Versuche zur Assimilation scheitern. Dann „ (…) kommt es zu einem Ungleichgewicht oder genauer: zu kognitiver Widersprüchlichkeit" (Trautner, 1997, 167), die beim Organismus Anpassungsaktivitäten zur Wiederherstellung des Gleichgewichts in Form der Akkommodation auslöst. Diese Anpassung der geistigen Strukturen an die Komplexität der Umwelt findet in einem Prozess der zunehmenden Differenzierung statt (vgl. Imhof, 2015, 30). Dementsprechend entwickeln (akkommodieren) Auszubildende eine neue Variante der Patientenaufnahme auf einer psychiatrischen Station, wenn sie lernen, dass das anfängliche Schema der Patientenaufnahme nicht passend ist, weil die Eigenheiten der neuen Station so nicht genügend berücksichtigt werden können und akkommodieren es, indem sie die Kategorien verfeinern bzw. das alte zu einem neuen, angepassten Schema modifizieren. „Anpassungs- und Organisationsprozesse werden stimuliert durch fehlgeschlagene Assimilationsversuche, durch Konflikte zwischen verschiedenen Schemata, durch unerwartete Fragen und Probleme" (Imhof, 2015, 31). D. h. in dem Maße, wie Auszubildende mit dem Lernort Praxis interagieren, konstruieren sie ihre Schemata und modifizieren sie, wenn neue Erfahrungen in ihr Weltbild bzw. in ihr Verständnis von Pflege integriert werden müssen (vgl. Myers, 2014, 187).

3.3.4.3 Piagets Lernbegriff

Die intrinsische Tendenz eines jeden Menschen zur Wiederherstellung des Gleichgewichts sind nach Piaget die wesentlichen Auslöser von Entwicklungsprozessen und bedürfen keiner Verstärkung. Sie verstehen sich selbstverstärkend (vgl. Trautner, 1997, 174). Akkommodation ist dabei die Aktivität des Subjekts, aktiviert durch das interne Ungleichgewicht. Durch die selbstregulierte und selbstmotivierte, ständige Auseinandersetzung zwischen dem Individuum und der Umwelt kommt Entwicklung, durch das Einwirken auf die Umwelt (handelnd und erkennend) und die damit einhergehende eigene Veränderung und die der Umwelt, zustande. Diese kognitive Aktivität des Individuums bezeichnet Piaget als Äquilibration (Tendenz der Gleichgewichtsherstellung). Der Prozess der Äquilibration beinhaltet das Reifen und das Lernen eines Individuums. Piagets sachimmanente Entfaltungslogik besagt, dass frühere Entwicklungsstadien (Beherrschung einfacher Leistungen) die sachlogische Voraussetzung für weitere Entwicklung (Erwerb schwierigerer Leistung) bilden, an denen das Individuum reift. Daraus ableitend, bedeutet Lernen für Piaget immer, der gezielte Versuch zur Problembewältigung auf dem Hintergrund biologischer Anpassungsfunktionen. Damit beinhaltet nach Piaget ein angemessener Lernbegriff eine Erklärung dafür, wie ein Individuum die Wirklichkeit aufbaut und erfindet und nicht nur eine Erklärung dafür, wie die Wirklichkeit wiederholt und abgebildet wird (vgl. Trautner, 1997, 169). Somit ist in der kognitiven Theorie Piagets das spontane strukturierende Lernen in der ständigen Auseinandersetzung mit der natürlichen Umwelt ausschlaggebend für das Voranschreiten der Entwicklung. Trautner (1997, 170) betont in diesem Zusammenhang: „Durch gestufte Anregung entsprechend der sachimmanenten Entfaltungslogik kann dieses Lernen gefördert werden, es kann jedoch nicht in seinen Resultaten willkürlich beeinflusst werden." Soziale Unterweisungen und Anleitung von Lernprozessen können somit nur das Eintreten von Entwicklungsstufen beschleunigen oder verlangsamen.

3.3.4.4 Piagets Entwicklungsstufen

Bekannt wurde Piaget durch seine „konstruktivistische" Stadientheorie der Entwicklung, d.h. durch seine Annahme, dass menschliches Wissen, Erkenntnis und Handlungsfähigkeit durch die Auseinandersetzung einer Person mit ihrer Umwelt aktiv konstruiert werden (Konstruktivismus) (vgl. Imhof, 2015, 29). Piaget glaubte, dass die Entwicklung des Denkens in Stadien, von den einfachen Reflexen des Neugeborenen hin zur Abstraktionsfähigkeit des Erwachsenen erfolgte (vgl. Myers, 2014, 186).

Auf der Grundlage von Beobachtungen, Experimenten und Gesprächen mit Kindern hat Piaget eine Abfolge der geistigen Entwicklung in vier Stadien entwickelt.

Dabei ist jedes Entwicklungsstadium durch spezifische Merkmale gekennzeichnet, die eine spezifische Art des Denkens bewirken. Es gilt zum einen, dass jedes Stadium die notwendige Voraussetzung für das nächste darstellt, zum anderen können die Stadien nicht übersprungen werden. Auch die Regression auf einen bereits überwundenen Entwicklungsstand sieht Piaget nicht vor (vgl. Imhof 2015, 30). Die Entwicklungsrichtung ist gekennzeichnet durch eine zunehmende Stabilität der oben beschriebenen kognitiven Strukturen (Schemata), bei gleichzeitig zunehmender Organisation und Integration der Strukturen zu umfassenderen Gesamtstrukturen. Die höchste Form der Entwicklung ist damit dann erreicht, wenn die verinnerlichten, kognitiven Strukturen frei verfügbar, reversibel und dabei doch stabil sind (vgl. Trautner, 1997, 176). Damit einher geht eine Erhöhung der Mobilität, d. h. eine Beweglichkeit des Denkens, so dass verschiedene Situationen rascher erfasst und kombiniert werden können. So gerät ein permanenter Gleichgewichtszustand auch beim Hinzufügen neuer Elemente, z. B. bedingt durch einen Stationswechsel, nicht aus dem Gleichgewicht, sondern bleibt stabil. Zunehmende Permanenz und Stabilität führen somit nicht bei jeder neuen Information sofort zu einer Störung des Gleichgewichts, denn die „störenden" Informationen werden integriert.

Folgend werden die vier Stadien aufgeführt. Entsprechend dem Alter und der Entwicklung der Auszubildenden in der Gesundheits- und (Kinder-) Krankenpflege wird ausschließlich das vierte Stadium in seinen inhaltlichen Einzelheiten dargestellt. Die Stadien eins bis drei werden der Vollständig halber lediglich genannt.

1. die Phase der sensomotorischen Intelligenz (ersten beiden Lebensjahre)
2. die Phase der vorbegrifflichen (präoperationalen) Intelligenz, des anschaulichen Denkens (2. – 7- Lebensjahr)
3. die Phase der konkreten Operationen (7. – 11. Lebensjahr)
4. die Phase der formalen Operationen (ab dem 11. Lebensjahr)

In diesem 4. Stadium, der höchsten Stufe der kognitiven Entwicklung, erfolgt ein Operieren mit Operationen bzw. ihren Ergebnissen. Parallel dazu nimmt die Systematisierung und Integration der Operationen zu umfassenderen Gesamtstrukturen zu (vgl. Trautner, 1997, 184). Das Individuum haftet in diesem Stadium nicht mehr an gegebenen Informationen, sondern abstrahiert aus Beobachtungen und Aussagen mögliche Einflussvariablen, erstellt ein System möglicher Kombinationen solcher Einflussvariablen, das prinzipiell vollständig überprüft werden muss, bevor eine konkrete Antwort gegeben werden kann (Variablenkontrolle) (vgl. Oerter, Montada, 1987, 443). Denkprozesse des Menschen erweitern sich vom konkreten (auf Erfahrung basierenden) zum abstrakten Denken (Abstraktheit). Das Individuum erwirbt in diesem Entwicklungsstadium die Fähigkeit, logisch über abstrakte Konzepte nachzudenken und „Wenn-dann"- Denkmuster zu verwenden (Beschäftigung mit dem Möglichen). Dieses systematische Schlussfolgern nannte Piaget formale Operationen (vgl. Myers, 2014, 192). Adoleszente sind nun in der Lage, sich neue Informationen aus vorhandenen Informationen durch formal-logische Schlüsse abzuleiten. Die Fähigkeit, Hypothesen aufzustellen und diese systematisch zu prüfen, ist charakteristisch für diese Phase (hypothetisch-deduktives Schließen) (vgl. Imhof, 2015, 33). Beispielsweise können Auszubildende der Gesundheits- und (Kinder-) Krankenpflege in diesem Stadium durch einen Wechsel der Bedingungen herausfinden, von welchen Einflussfaktoren die Pulsfrequenz eines Patienten abhängt oder entscheiden, wann das Hochlagern der Beine indiziert und wann kontraindiziert ist.

Haben Jugendliche das formal-operatorische Stadium erreicht, setzen sie ihre neuen Fähigkeiten ein, um über die Welt, den Lernort Praxis, der sie umgibt, nachzudenken. Sie denken darüber nach, was idealerweise möglich wäre. Während sie nach weniger oberflächlichen Bildern vom Leben suchen, werden anschauliche Bilder aus der Kindheit abgelegt. Die neu gewonnene Fähigkeit, hypothetisch zu denken und Konsequenzen abzuleiten, ermöglicht ihnen, Widersprüche und / oder Fehler in den Ausführungen anderer zu entdecken (Interpropositionalität). Die eigenen Ideale werden dabei nicht aus dem Blick gelassen (vgl. Myers, 2014, 208). Außerdem ist der formal-operatorische Denker nun in der Lage die beiden Formen des reversiblen Denkens, die Inversion (Rückgängigmachen einer Operation) und die Reziprozität (Kompensation einer Operation) zu integrieren (vgl. Trautner, 1997, 185).

Darstellung der Studienlage 4

Alexandra Allmacher

In diesem Kapitel wird die aktuelle und relevante Studienlage vorgestellt, die einen Bezug zu der hier gewählten Thematik, der Beziehung zwischen Gesundheits- und (Kinder-) Krankenpflegenden und Auszubildenden sowie deren Auswirkung auf das Lernen, aufweist. Es erfolgt zunächst die Darlegung der Literaturrecherche, bevor die einzelnen Studien beschrieben und kritisch betrachtet werden.

4.1 Darlegung der Literaturrecherche

Die Forscherin führte eine Recherche in den Datenbanken PubMed, Fachportal Pädagogik und Google Scholar unter Verwendung verschiedener Kombinationen von Suchbegriffen sowie den Bool'schen Operatoren durch. Verwendete Suchbegriffe waren unter anderem „Beziehung", „Ausbildung", „Pflege", „Gesundheits- und Krankenpflege" und „Zusammenarbeit" in unterschiedlichen Kombinationen. Des Weiteren fand eine Recherche in den Datenbanken der Zeitschriften Padua, Pflege, Heilberufe, Pflegewissenschaft und Die Schwester Der Pfleger statt. Es wurde sich dabei jeweils ausschließlich auf Studien aus den Jahren 2004 bis 2017 beschränkt, um den Veränderungen in der Organisation Krankenhaus und des Gesundheitswesens gerecht zu werden. Dies bezieht sich insbesondere auf die Veränderungen in der Ausbildung der Gesundheits- und (Kinder-) Krankenpflege, welche durch die Novellierung des Krankenpflegegesetzes im Jahr 2003 / 2004 hervorgerufen wurde (vgl. KrPflG). Zudem konzentrierte sich die Literaturrecherche auf Studien aus Deutschland, da die Struktur der Ausbildung in der Gesundheits- und (Kinder-) Krankenpflege in Deutschland Besonderheiten aufweist, welche in anderen Ländern so nicht zu finden sind (insbesondere das Festhalten an einer Ausbildung im Gegensatz zu einem Studium), so dass aus diesem Grund – und den ebenfalls jeweils bestehenden kulturellen Unterschieden – eine Vergleichbarkeit schwierig gewesen

© Springer Fachmedien Wiesbaden GmbH, ein Teil von Springer Nature 2019
A. Allmacher und E. Stähling, *Die Beziehung zwischen Auszubildenden und Pflegenden*, Best of Pflege, https://doi.org/10.1007/978-3-658-25396-7_4

wäre. Eine Ausnahme ist die internationale Hattie-Studie, die die umfangreichste Meta-Analyse zum Thema Lernen darstellt und deren Ergebnisse daher zum Teil herangezogen werden. Ergänzt wurde die Literaturrecherche durch die Handsuche. Durch dieses Vorgehen konnten so insgesamt acht relevante Studien ausfindig gemacht werden. Eine Studie, die die Frage nach der Beziehung zwischen Gesundheits- und (Kinder-) Krankenpflegenden und Auszubildenden sowie deren Auswirkung auf das Lernen stellt, konnte nicht gefunden wurde. Hingegen bestehen im deutschsprachigen Raum einige Studien zu der Beziehung zwischen Gesundheits- und (Kinder-) Krankenpflegenden und Patienten. Thematisch können die für diese Arbeit relevanten Studien in drei Bereiche gegliedert werden: Qualität der Ausbildung, Lernen sowie das Erlebens von Gesundheits- und (Kinder-) Krankenpflegenden und Auszubildenden. Die folgende Tabelle gibt eine Kurzübersicht über diese Studien.

Tab. 3 Übersicht der Studien

AutorIn	Jahr	Titel
Qualität der Ausbildung		
Ver.di – Vereinte Dienstleistungsgewerkschaft	2016	Ausbildungsreport Pflegeberufe 2015
Lernen		
Lauber	2017	Von Könnern lernen. Lehr-/Lernprozesse im Praxisfeld Pflege aus der Perspektive von Lehrenden und Lernenden
Hattie	2015	Lernen sichtbar machen
Cornelius-White	2007	Learner-Centered Teacher-Student Relationships are effective: A Meta-Analysis
Erleben von Gesundheits- und (Kinder-) Krankenpflegenden und Auszubildenden		
Balzer	2009	(Aus-) Bildung in der Gesundheits- und Krankenpflege. Reflexion auf der Grundlage des fachdidaktischen Strukturgitters von Greb
Martach, Völkel-Söte	2015	Feindseligkeit in Fürsorgesituationen. Eine qualitative Untersuchung zur Situation von Schülern in Krankenpflegeberufen
Kühne	2009	Selbstbestimmung und Fremdbestimmung – Eine Diskussion der Pflegewirklichkeit von Pflegeschülerinnen zwischen Teamarbeit und Konkurrent
Thiele	2014	Entstehung von Belastungen bei Auszubildenden in der Gesundheits- und Krankenpflege während der praktischen Einsätze. Eine qualitative Untersuchung mit dem Grounded-Theory-Ansatz

Im Folgenden werden die einzelnen Studien anhand der Fragestellung, Methodik und relevanter Ergebnisse dargestellt, sowie kritisch betrachtet. Die kritische Betrachtung findet anhand der Beurteilungshilfen des German Center for Evidence-based Nursing statt. Im Anschluss findet eine Zusammenfassung mit Bezug zu der hier gewählten Thematik statt.

4.2 Ausbildungsreport Pflegeberufe 2015 (ver.di, 2016)

Ziel der Arbeit

Die Vereinte Dienstleistungsgewerkschaft (ver.di) hat im Jahr 2015 zum dritten Mal eine Befragung der Auszubildenden in den Pflegeberufen zu der Qualität ihrer Ausbildung durchgeführt. Insgesamt wurden 3.410 Auszubildende der Altenpflege, Gesundheits- und Krankenpflege, Gesundheits- und Kinderkrankenpflege sowie der Pflegeassistenz / Krankenpflegehilfe (2.569 Auszubildende der Gesundheits- und Krankenpflege, 404 Auszubildende der Gesundheits- und Kinderkrankenpflege, 387 Auszubildende der Pflegeassistenz / Krankenpflegehilfe) aus 13 Bundesländern befragt, wobei alle Ausbildungsjahrgänge und unterschiedlich große Ausbildungsbetriebe berücksichtigt wurden. Ziel der Studie ist es, eine Einschätzung der Bedingungen in den Ausbildungsberufen vorzunehmen, um so Hinweise für notwendige Verbesserungen in der Ausbildung der Pflegeberufe zu erhalten, um letztendlich zu einer Attraktivitätssteigerung der Pflegeberufe zu gelangen (vgl. ver.di, 2016, 5–6).

Methodik

Für diese Erhebung wurde ein quantitatives Vorgehen gewählt. Im Zeitraum von Dezember 2015 bis Juli 2016 wurden Auszubildende der Pflegeberufe im Rahmen von Jugend- und Auszubildendenversammlungen, des theoretischen Unterrichtes oder über eine Homepage aufgefordert, einen Fragebogen mit insgesamt 64 Fragen zu beantworten. Der Fragebogen ist optisch nicht in Abschnitte gegliedert, weist aber eine Konsistenz in der Struktur auf. Die Datenanalyse erfolgte über das Institut für sozialpädagogische Forschung Mainz e. V.. Es wurde darauf geachtet, Unterschiede in der Stichprobengröße der verschiedenen Ausbildungsgänge durch eine Gewichtung des tatsächlichen Anteils an Auszubildenden auszugleichen (vgl. ebd., 58–60).

Ergebnisse

Insgesamt zeigte sich, dass 58,5 % der Auszubildenden mit ihrer Ausbildung zufrieden oder sehr zufrieden sind. Zu erwähnen ist hier, dass die Ausbildung der Pflegeberufe (hiermit sind im Folgenden die Ausbildungen in der Gesundheits- und Krankenpflege, der Gesundheits- und Kinderkrankenpflege sowie der Krankenpflegehilfe / Pflegeassistenz gemeint) somit ein schlechteres Ergebnis aufweist, als der Durchschnitt der Ausbildungsberufe nach dem BBIG (hier sind 71,5 % mit ihrer Ausbildung zufrieden oder sehr zufrieden, vgl. ver.di, 2016, 10, zit. n. DGB-Jugend Ausbildungsreport, 2015, 36). Die ver.di nennt als einen großen Einflussfaktoren für die Zufriedenheit mit der Ausbildung in den Pflegeberufen die aktuellen Arbeitsbedingungen in den Krankenhäusern und Pflegeeinrichtungen und der damit verbundenen Arbeitsbelastung (Personalabbau, steigende Krankenausfälle, kürzere Verweildauern), was dazu führt, dass die praktische Ausbildung schlechter bewertet wird, als die theoretische Ausbildung (vgl. ver.di, 2016, 10–11). Weiter führt ver.di (2016, 11) auf, „(…), dass die praktische Anleitung im Betrieb, die Belastungen in der Ausbildung, Überstunden und unplanmäßige Versetzungen, die Ausbildungsvergütung, nicht ausreichend zur Verfügung gestellte Ausbildungsmittel, Unterrichtsausfall und der mangelnde Theorie-Praxis-Transfer als die zentralen Problembereiche der Ausbildung benannt werden". Im Bereich Belastungen in der Ausbildung gaben 30,5 % der Befragten an, immer oder häufig durch die Ausbildung belastet zu sein. Dabei nennen 37,7 % als Ursache hierfür Belastungen im Team, weitere Gründe sind Arbeiten unter Zeitdruck (63,7 %), fehlende Pausen (37,3 %), fehlende Vereinbarkeit von Freizeit und Beruf (33,7 %), schweres Heben und Tragen (33,6 %), Schichtdienst (28,6 %), fehlende oder unzureichende Vereinbarkeit von Familie und Beruf (27,9 %) oder häufiges Wechseln der Stationen (25,5 %) (ver.di, 2016, 12, 46). Auffällig ist, dass bei den unter 18-Jährigen ein deutlich höherer Anteil (48,8 %) Belastungen durch Schwierigkeiten im Team angibt. Die nähere Beschreibung der Belastungen im Team konnte durch ein Freifeld erfolgen, diese Aussagen sind allerdings nicht repräsentativ: „Einsatz als volles Personal", „zickiges Personal", „herabwürdigende Behandlung einzelner Mitarbeiter", „schlechte unfreundliche Teams", „nicht nebenher laufen", „fehlende Anleitung / Betreuung" (ebd., 48).

4.3 Lernen sichtbar machen (Hattie, 2015)

Ziel und Vorgehen

John Hattie hat eine synthetisierende Metaanalyse mit den Daten von über 800 Metaanalysen durchgeführt, die jeweils Faktoren für den Lernerfolg untersucht haben. Es wurden so insgesamt über 50.000 einzelne Studien betrachtet, die ca. 250 Millionen Lernende miteinbeziehen. So wurden 138 Einflussfaktoren auf die Lernleistung isoliert und deren Effektstärke berechnet (vgl. Hattie, 2015, 2). Diese Einflussfaktoren wurden den sechs Domänen Lernende, Elternhaus, Schule, Lehrperson, Curricula und Unterrichten zugeordnet (vgl. ebd., 276). Ziel der Studie von Hattie ist es, „(...) den Einfluss verschiedener Faktoren auf den Lernerfolg der Schülerinnen und Schüler zu untersuchen (...)" (Schewior-Popp, 2015, 243). Für die Fragestellung dieser Studie ist die Domäne Lehrpersonen besonders relevant, da die Auswirkungen auf das Lernen durch die Beziehung zwischen Auszubildenden und Gesundheits- und (Kinder-) Krankenpflegenden, die als Lehrende am Lernort Praxis auftreten können, untersucht werden. Daher werden im Folgenden die relevanten Ergebnisse für diese Domäne dargestellt. Auf eine ausführliche Beschreibung der Vorgehensweise Hatties und einer kritischen Betrachtung wird aus Gründen des angemessenen Umfangs dieser Studie verzichtet.

Ergebnisse

Hattie stellt hohe Effekte für die Faktoren „Glaubwürdigkeit" (d = 0,9) und „Lehrer-Schüler-Beziehung" (d=0,72) (vgl. Hattie, 2015, 276) fest. Bevor diese Faktoren, die die Interdependenz zwischen Lernen und Beziehungen aufzeigen, im Folgenden anhand der zugrundeliegenden Meta-Analysen näher betrachtet werden, wird an dieser Stelle eine Übersicht über die beziehungsbedingten Faktoren gegeben, die laut Hattie einen wesentlichen Einfluss auf die Qualität der Lehre haben.

Des Weiteren zeigt sich in den Studien, dass „Lehrer" und „Unterrichten" die wichtigsten Domänen sind, wenn die Lernleistung der Schüler verbessert werden soll. So wirken sich die, der Domäne „Unterrichten" zugeordneten Faktoren, gezielte Interventionen (d=1,07), formative Evaluation (d=0,90), Klassendiskussion (d=0,82) und systematisches Feedback (d=0,75) sehr positiv auf die Lernleistung aus (vgl. Hattie, 2014, 276). Hattie belegt anhand von Studien weiterhin, dass Lehrkräfte eher nicht gewillt sind, ihre persönlichen Überzeugungen und Unterrichtskonzepte in Frage zu stellen (vgl. Hattie, 2015, 296–300). Daher fordert Hattie folgende Grundhaltung an den Schulen: "Lehrpersonen/Schulleitende sind überzeugt, dass ihre fundamentale Aufgabe darin besteht, ihr Lehren und das Lernen und die Lernleistung der Schülerinnen und Schüler wirkungsorientiert zu evaluieren." (Hattie,

Tab. 4 Einfluss auf die Qualität der Lehre (vgl. Hattie, 2015, 141, 143, 134; Waack, 2018, o. S.)

Effektstärke (d)	Faktor	Beschreibung
0,9	Glaubwürdigkeit	Lehrkraft vermittelt Vertrauen, Kompetenz, Dynamik und Unmittelbarkeit.
0,88	Micro-Teaching	Durchführung von kooperativen Analysen von kleinen Lehrveranstaltungen (häufig anhand von Videosequenzen) mit Peers und/oder Schülern und/oder externen Coaches.
0,72	Lehrer-Schüler-Beziehung	Lehrkräfte sind nondirektiv, empathisch, warmherzig.
0,62	Fort- und Weiterbildung	Effektivste Weiterbildungssettings: Beobachtung der tatsächlich angewendeten Methoden, Micro-Teaching, Video/Audio-Feedback, Übungen. 6 Punkte für effektive Weiterbildung: Längerfristige Maßnahmen, Einbeziehung externer Experten, Aktive Beteiligung der Lehrkräfte, Anregung zur Hinterfragung bestehendes Lehrwissens, Interne Kommunikation über Unterricht, Unterstützung der Schulleitung.

2014, 183) Für Hattie ist der zentrale Bedarf für Lehrpersonen, der sich aus seinen Studien für Lehrpersonen ergibt, die Fähigkeit ihren eigenen Einfluss auf das Lernen zu reflektieren und systematisch zu evaluieren (vgl. ebd., 194).

Für die in dieser Arbeit gewählte Thematik ist kritisch zu sehen, dass Hatties Rückschlüsse auf Ergebnisse gründen, die aus verschiedenen Kulturräumen, Zeiträumen und Schulformen stammen.

4.4 Learner-centered teacher-student relationships are effective: a meta-analysis (Cornelius-White, 2007)

Ziel und Vorgehen

Die Meta-Analyse von Cornelius-White aus dem Jahr 2007, die auch Hattie verwendete, umfasst 119 Studien, die den Zusammenhang von schülerzentriertem Unterricht und der Lehrer-Schüler-Beziehung mit positiven Resultaten auf der Seite der Lernenden untersuchten. Insgesamt betrachten die Studien 355.325 Probanden aus dem deutschsprachigen und englischsprachigem Raum. Cornelius-White beschreibt die Lehrer-Schüler-Beziehung mit Hilfe zweier ähnlicher Modelle: dem personenzentrierten Modell und dem lernendenzentrierten Modell. Das personenzentrierte Modell umfasst Haltungen, von denen zwischenmenschliche Beziehungen allgemein beeinflusst werden; das lernenden-zentrierte Modell spezifiziert dies auf den Kontext von Schule und Unterricht. Dabei werden die Modelle teilweise zusammengeführt (vgl. Cornelius-White, 2007, 113).

Ergebnisse

Die Metaanalyse ergab zusammenfassend eine korrigierte Korrelation von r=.36 (SD=.32) zwischen positiver Beziehung und erwünschten Resultaten (vgl. ebd., 120). Die Beziehung wurde dabei durch folgende personenzentrierte Variablen seitens der Lehrenden erhoben: Empathie, Wärme (bedingungslose, positive Beachtung), Authentizität, Nondirektivität (Aktivitäten werden vom Lernenden initiiert und reguliert), Förderung des abstrakten Denkens (in Abgrenzung zum traditionellen Erinnern von Inhalten), Anpassung an individuelle und kulturelle Unterschiede, Orientierung am Lernenden, Schaffung positiver zwischenmenschlicher Beziehungen. Den größten Zusammenhang mit einem positiven Outcome weisen dabei die Variablen Nondirektivität (r=.35), Empathie (r=.32) und Wärme (r=.32.) auf (vgl. Cornelius-White, 2007, 126). Lehrer-Schüler-Beziehung beschreibt demnach nicht nur die (positiven) Affekte zwischen den beiden Parteien, sondern behandelt auch förderliche Haltungen und Handlungen der Lehrpersonen. Die Beziehung wird als bewusst gestaltbar verstanden. Es zeigt sich, dass sich eine positive Beziehung im affektiven und sozialen Bereich vor allem auf die Partizipation (r=.55), Zufriedenheit (r=.44), Selbstwirksamkeit (.35), Ausstiegsprävention (r=.35), positive Motivation (r=.32) und sozialen Anschluss (r=.32) auswirkt (vgl. ebd., 126 ff.).

Kritische Betrachtung

Die Methodik der Meta-Analyse und der interpretativen Schlussfolgerungen entspricht den gängigen wissenschaftlichen Standards. Kritisch fällt auf, dass keine genauere Beschreibung der verwendeten Variablen erfolgt, sodass hier nicht mit Sicherheit gesagt werden kann, inwieweit die Übertragung der Variablen der untersuchten Studien in die Meta-Analyse adäquat vollzogen wurden ist.

4.5 (Aus-)Bildung in der Gesundheits- und Krankenpflege. Reflexion auf der Grundlage des fachdidaktischen Strukturgitters von Greb (Balzer, 2009)

Ziel

Balzer führte 2009 eine qualitative Studie durch, die die zentrale Fragestellung: „Wie erleben SchülerInnen die praktische Ausbildungssituation im stationären und ambulanten Bereich während der dreijährigen Ausbildung zur Gesundheits- und Krankenpflegerin?" (Balzer, 2009, 52) untersuchte. Als Unterfragen wurden dabei unter anderem „Wie erleben Schüler die zwischenmenschliche Beziehung zu Patienten und Praxisanleitern?", sowie „Wie erleben Schüler die zwischenmenschliche Beziehung zu den Stationsleitungen?" (ebd., 52) erörtert. Dabei wurde die Frage nach der Beziehung zwischen den Auszubildenden und den Gesundheits- und (Kinder-) Krankenpflegenden nicht gestellt. Ziel ihrer Studie war es, die Ausbildung aus Sicht der Auszubildenden darzustellen, um so gegebenenfalls notwendige Veränderungen zu initiieren (vgl. ebd., 42).

Methodik

Zur Beantwortung der aufgeworfenen Fragen wählte Balzer den qualitativen Ansatz und begründete diesen mit der engen Orientierung an der subjektiven Erlebenswelt der Betroffenen, die „ (...) keine statischen Repräsentationen eines Kausalzusammenhangs darstellen" (ebd., 56). Des Weiteren wird das Forschungsdesign innerhalb des qualitativen Ansatzes als phänomenologisch eingeordnet. So soll die Forschungsarbeit „ (...) bei dem ansetzen, was tatsächlich ist" (ebd., 58) und eine Beeinflussung durch bspw. gängige Traditionen und Lehrmeinungen verhindert werden.

Als Erhebungsinstrument wurde die mündliche Befragung gewählt, da diese am geeignetsten erscheint, um die subjektiven Erfahrungen und Vorstellungen adäquat zu erfassen. Als Art der Befragung wurde das problemzentrierte Interview gewählt. Dieses wurde durch offene Fragen, die den Befragten einen möglichst großen Erzählspielraum zukommen lassen, gestaltet. Dabei zielten die Fragen alle auf das „Problem" von Erlebnissen in der praktischen Ausbildung ab (vgl. ebd., 62- 64).

Als Probanden der Befragung wurden Auszubildende des zweiten und dritten Ausbildungsjahres gewählt, damit sie genügend praktische Erfahrung aufweisen, und eine Person, die eine Tätigkeit als Praxisanleitende innehatte. Die befragten Auszubildenden arbeiteten in vier unterschiedlichen Krankenhäusern, sodass keine einrichtungsspezifische Verzerrung zu erwarten war. Insgesamt wurden acht Auszubildende im Alter von 20–22 Jahren interviewt, davon zwei männliche

4.5 (Aus-)Bildung in der Gesundheits- und Krankenpflege (Balzer, 2009)

und sechs weibliche. Es ist anzumerken, dass alle Auszubildenden an der gleichen Pflegeschule unterrichtet wurden und die Forscherin allen Auszubildenden im Vorhinein bekannt war (vgl. ebd., 72–75, 81).

Alle Interviews wurden zunächst vollständig transkribiert, allerdings wurden von den acht Interviews der Auszubildenden nur fünf ausgewertet. Eine Begründung für dieses Vorgehen ließ sich nicht finden. Die Datenauswertung fand in Orientierung an die zusammenfassende Inhaltsanalyse nach Mayring statt. Mittels dieses Vorgehens wurden elf Kategorien abgeleitet, die das Erleben der Auszubildenden darstellen (vgl. ebd., 74, 85).

Ergebnisse

Von den elf Kategorien weisen folgende Kategorien einen Bezug zu dem Erleben der Beziehung zwischen Auszubildenden und Gesundheits- und (Kinder-) Krankenpflegenden auf:

- „Alltäglicher Arbeitsablauf orientiert sich am tayloristischen Arbeitsprinzip."
- „Schüler winden sich zwischen dem Wunsch nach Patientenorientierung und vorgefundener Patientenignorierung."
- „Schüler stehen im Gefüge zwischen hierarchischen Strukturen und konstruktiver Teamarbeit."
- „Kurzfristige Veränderungen während eines Einsatzes sind für die Schüler meistens kontraproduktiv."
- „Schüler wünschen sich zur Optimierung eine intensivere Kooperation und Akzeptanz." (ebd., 89–90)

Balzer zeigt auf, dass Auszubildende auf den Stationen häufig „nur" das technisch-instrumentelle Anwenden von Fertigkeiten als pflegerische Tätigkeit aufgezeigt bekommen und dass sie nicht angehalten werden, ihr eigenes Verständnis von Pflege zu entwickeln (vgl. ebd., 101).

Ein weiteres Ergebnis ist, dass die Auszubildenden das Gefühl haben, sich in einer Zwickmühle zu befinden, zwischen ihren eigenen ideologischen Vorstellungen und dem auf den Stationen gelebten Alltag. Besonders die Kommunikation mit den Patienten erscheint den Auszubildenden dabei als sinnvoll und notwendig, wird aber dem Anschein nach im Praxisalltag der Stationen, mit der Begründung dies sei zu zeitintensiv, nicht geduldet. So sprechen die Auszubildenden von einem moralischen Dilemma zwischen der sozialen Anpassung an das Team und dem Aufrechterhalten persönlicher Überzeugungen auf der anderen Seite. Im Zuge dessen wird auch ein Theorie-Praxis-Unterschied wahrgenommen, da in den Schulen die

Kommunikation mit den Patienten als wichtiger Bestandteil pflegerischen Handelns gelehrt werde (vgl. ebd., 104–107).

Des Weiteren stellt Balzer fest, dass fehlende Anerkennung seitens der Gesundheits- und (Kinder-) Krankenpflegenden die Auszubildenden demotiviert und sie sich verstärkt zurückziehen. In diesem Kontext zeigt sich auch, dass den Auszubildenden die Arbeit an sich oft Freude bereitet, sie allerdings mit den Begleitumständen (wie der Behandlung durch die Teams) eher unzufrieden sind (vgl. ebd., 110–111). Dies führt unter anderem dazu, dass die Auszubildenden sich nicht trauen, im Stationsalltag nötige Fragen zu stellen oder Kritik zu äußern. Dadurch sehen die Auszubildenden vor allem die Praxisanleitungen als Lernmöglichkeit und messen dem alltäglichen Lernen auf Station eine geringe Bedeutung zu (vgl. ebd., 119–121).

Kritische Betrachtung

Balzer folgt einer klaren Fragestellung und schlussfolgert daraus kohärente Unterfragen. Die Methodik der Datenerhebung ist dem Forschungsgegenstand angemessen und die Instrumente sind adäquat gewählt. Die beschriebene Literatur ist geeignet, um den Forschungsgegenstand aus dem dialektischen Blickwinkel zu betrachten. Die Stichprobe und die Datensammlung wurden beschrieben und insbesondere wurde auch das Forscherhandeln reflektiert. Die Methodik der Datenauswertung ist kritisch zu betrachten, da nur ein Teil des Materials ausgewertet wurde und die Art und Weise der Kategorienbildung nicht ausreichend beschrieben wurde. Es erfolgte keine externe Validierung. Die Ergebnis-Darstellung in Essay-Form ist eher ungewöhnlich, aber die naturalistische Darstellung der prägnanten Aussagen in Zitatform ist geeignet, um die Fragestellungen der Forschungsarbeit näher zu beleuchten. Insgesamt erleichtert es die Studie, das Arbeitserleben der Teilnehmenden besser zu verstehen.

4.6 Selbstbestimmung und Fremdbestimmung – Eine Diskussion der Pflegewirklichkeit von Pflegeschülerinnen zwischen Teamarbeit und Konkurrenz (Kühne, 2009)

Ziel

Kühne untersuchte im Rahmen seiner Diplom-Arbeit im Jahr 2009 die zentrale Fragestellung „Wie erleben Pflegeschülerinnen der Gesundheits- und Krankenpflege/ Gesundheits- und Kinderkrankenpflege ihre Ausbildungseinsätze im Lernort

4.6 Selbstbestimmung und Fremdbestimmung (Kühne, 2009)

Praxis?" (Kühne, 2009, 181). Er differenziert diese dann weiter: „Wie erleben Pflegeschülerinnen der Gesundheits- und Krankenpflege/ Gesundheits- und Kinderkrankenpflege die Zusammenarbeit mit Pflegenden und anderen Berufsgruppen während ihrer Ausbildung im Lernort Praxis?" (ebd., 181). Dabei wird vor allem berücksichtigt, welche Themen für die Auszubildenden von Bedeutung sind und welche Einflüsse erkennbar sind. Ziel der Studie war es, die Pflegewirklichkeit der Auszubildenden zu erfassen und zu beschreiben, um diese dann im Weiteren anhand des Strukturgitters nach Ulrike Grebs zu verbinden, um letztendlich Schlussfolgerungen mit pflegepädagogischer Relevanz, die die Pflegewirklichkeit von Auszubildenden betreffen, aufstellen zu können und zu weiteren Anregungen für den Bereich Pflegepädagogik zu gelangen (vgl. ebd., 153–154).

Methodik

Zur Beantwortung der Forschungsfragen wählte Kühne den qualitativen Ansatz und begründet diesen dadurch, dass es „ (…) um die Entwicklung von Hypothesen und Theorien aus den im Feld gewonnen Daten geht" (ebd., 165). Die Datenerhebung fand mittels narrativer Interviews statt, in welchen der Forscher zehn Auszubildende im Alter von 19 bis 37 Jahren befragte, von denen fünf männlich und fünf weiblich waren. Ein Interview fungierte als Pre-Test und floss nicht weiter in die Auswertung der Daten ein. Die Befragten befanden sich zum Zeitpunkt der Befragung im Ende des ersten Ausbildungsjahres und dem Anfang des dritten Ausbildungsjahres. Zwei der Auszubildenden waren im Bereich der Kinderkrankenpflege tätig und sieben im Bereich der Erwachsenenkrankenpflege. Die Interviews dauerten im Durchschnitt ca. 45 Minuten (vgl. ebd., 172, 173, 177). Der Autor weist daraufhin, dass durch die Breite der Auswahl der Teilnehmenden verschieden ausgeprägte Einflüsse der Erfahrungen in der beruflichen Praxis erhoben werden konnten. Die Teilnehmenden waren dem Forscher nicht bekannt und wurden durch eine Gate-Keeperin vermittelt. Die Interviews wurden wortwörtlich transkribiert, wobei abschweifende Erzählungen und Passagen, die durch ein zu fokussiertes Nachfragen des Interviewers zustande kamen, ausgeschlossen wurden (vgl. ebd., 173–175).

Der Forscher orientierte sich für die Auswertung der Daten an der zusammenfassenden Inhaltsanalyse nach Mayring, um eine möglichst neutralistische Annährung an die Pflegewirklichkeit zu erreichen (vgl. ebd., 185).

Ergebnisse

Mittels der zusammenfassenden Inhaltsanalyse nach Mayring erarbeitete Kühne die folgenden fünf Kategorien:

1. „Reglementierung der Persönlichkeit durch stationsgebundene Tätigkeit erleben"
2. „Im Spannungsfeld von Abgrenzung und Ersatzleistung zu anderen Berufsgruppen stehen"
3. „In der Pflege Macht unter dem Vorwand von Ausbildung erleben"
4. „Erfahrbares und ersehntes Berufswissen durch Konkurrenz von Pflege erleben"
5. „Momente sich anbahnender Berufsannahmen in der Pflege" (ebd., 195)

Im Folgenden werden die Ergebnisse, die einen Bezug zu der Fragestellung dieser Studie aufweisen, dargestellt.

1. Kategorie „Reglementierung der Persönlichkeit durch stationsgebundene Tätigkeit erleben"

Kühne zeigt auf, dass die stationsspezifischen Kulturen einen Einfluss auf das Erleben der Auszubildenden haben. Dabei müssen sich die Auszubildenden immer wieder auf neue Teamkulturen einstellen, diese erkennen und befolgen, da „ (…) beabsichtigte und unbeabsichtigte Grenzüberschreitungen, mangelnde Eingliederung und Verstöße gegen die Teamhierarchien bestraft werden und den Ausbildungseinsatz erheblich belasten können" (ebd., 197). Weiterhin wird deutlich, dass es auf den Stationen vorkommt, dass Pflegende ihre Machtposition gegenüber den Auszubildenden anwenden, um ihnen zu drohen, sie zu stigmatisieren oder auch zu beleidigen. Dies kann dazu führen, dass die Auszubildenden darauf mit Rückzug durch Krankheit reagieren (vgl. ebd., 198–199).

3. Kategorie: „In der Pflege Macht unter dem Vorwand von Ausbildung erleben"

Auszubildende erleben am Lernort Praxis eine asymmetrische Beziehung zu den Gesundheits- und (Kinder-) Krankenpflegenden, in der sie auch eine Machtausübung dieser erfahren. Das primäre Mittel zur Machtdemonstration stellt die Kommunikation dar, über die sie insbesondere vor Dritten gemaßregelt oder denunziert werden. Zudem erleben die Auszubildenden eine Zuteilung von Aufgaben, die sie überfordern, oder auch Aufgaben, die sie eher als Hilfsarbeiten sehen, was dazu führt, dass der Schwerpunkt ihrer Ausbildung, das Lernen, ihres Erachtens nach, verfehlt wird (vgl. ebd., 218–220). Kühne (ebd., 220–221) führt hierzu aus: „Die erhobenen Daten zeigen auf, dass hier Pflegeausbildung mehr Einflüsse von Macht enthält als Ausbildungsstruktur, Pflegelerninhalte und Erkennbarkeit von Lernzielen, die mit dem Berufsziel übereinstimmen."

4. Kategorie „Erfahrbares und ersehntes Berufswissen durch Konkurrenz von Pflege erleben"

Die Auszubildenden machen die Erfahrung, dass ihr im theoretischen Ausbildungsteil erworbenes Wissen in der Praxis negiert wird. Außerdem erleben die Auszubildenden eine Konkurrenz zwischen Pflege und Medizin, die dazu führt, dass ein großes Interesse an medizinischen Handlungsfeldern und Tätigkeiten von den Gesundheits- und (Kinder-) Krankenpflegenden als negativ wahrgenommen wird (vgl. ebd., 228–229).

5. Kategorie: „Momente sich anbahnender Berufsannahmen in der Pflege"

Die Erfahrungen mit den Gesundheits- und (Kinder-) Krankenpflegenden können bei den Auszubildenden zu Anpassung führen und ihr Verhalten nachdrücklich beeinflussen. Dadurch können sich die Werte und Überzeugungen der Auszubildenden in einem Sozialisationsprozess ebenfalls verändern. Bedenklich erscheint dies den Auszubildenden vor allem dann, wenn sie bemerken, dass sie Eigenschaften adaptieren, welchen sie ursprünglich gegenüber eine negative Einstellung hatten. Es wird jedoch auch von positiven Vorbildern berichtet, die in negativen Kontexten eine Art Leuchtturm-Funktion einnehmen. Wenn das in der Praxis vermittelte Berufsbild dauerhaft in zu starkem Kontrast zu den Erwartungen der Auszubildenden steht, so kann dies zu Selbstzweifeln und einer Angst vor dem Scheitern führen (vgl. ebd., 235–236).

Kritische Betrachtung

Kühne formuliert die Forschungsfrage klar und leitet entsprechende Hypothesen ab. Das Design der Studie entspricht den qualitativen Standards und ist dem Forschungsgegenstand angemessen. Die Situation der Datenerhebung ist nachvollziehbar beschrieben und die Teilnehmenden sind geeignet, um die Fragestellung zu beleuchten. Die Datenanalyse orientiert sich an gängigen wissenschaftlichen Methoden und wird detailliert beschrieben. Eine Begründung für das Vorliegen von Datensättigung wird angeführt. Die Kategorisierung und Ergebnisdarstellung erfolgt ausführlich und nachvollziehbar. Es erfolgte keine externe Validierung der Ergebnisse. Die Studie ist geeignet, um die Forschungsfrage näher zu beleuchten. Das Arbeitserleben der Teilnehmenden ist dadurch besser zu verstehen.

4.7 Von Könnern lernen. Lehr-/Lernprozesse im Praxisfeld Pflege aus der Perspektive von Lehrenden und Lernenden (Lauber, 2017)

Ziel

Lauber betrachtet in ihrer Forschungsarbeit die Lehr- und Lernprozesse in der praktischen Pflegeausbildung aus der Perspektive von Auszubildenden und lehrenden Pflegenden. „Das besondere Interesse der Studie liegt dabei auf der Gestaltung von Lehr- Lernprozessen durch Lehrende und Lernende, auf der Interaktion und dem didaktischen Dialog im Kontext patientennahen pflegerischen Handelns" (Lauber, 2017, 13). Dazu stellt die Forscherin die beiden folgenden zentralen Forschungsfragen auf: „Wie gestalten „Könner im Fach" Lehr-/Lernprozesse mit Lernenden im Praxisfeld Pflege?", sowie „Wie gestalten Lernende in der Pflege Lehr-/Lernprozesse mit „Könnern im Fach"?" (ebd., 37–38). Diese zentralen Fragen wurden differenziert, sodass bspw. verschiedene Lernstrategien, Annahmen über eine geeignete Lernatmosphäre und Haltungen zum Lehren und Lernen betrachtet wurden, um so eben diese zu eruieren, welche besonders förderlich für das Lehren und Lernen sind (vgl. ebd., 13, 38).

Methodik

Die „Könner im Fach" wurden von Lauber identifiziert, indem sie personalverantwortliche Personen im Pflegebereich bat, ihr den Kontakt zu solchen examinierten Pflegekräften herzustellen, die ihren Beruf besonders kompetent ausüben. Dabei wurden Weiterbildungen (z. B. Praxisanleitung) nicht berücksichtigt. So nahmen insgesamt zwei Männer und vier Frauen als Lehrende an der Studie teil. Die Berufserfahrung betrug durchschnittlich 8,5 Jahre und fünf Probanden hatten die Weiterbildung zur Praxisanleitung absolviert. Als Lernende wurden Auszubildende im zweiten oder dritten Lehrjahr ausgewählt, um sicherzustellen, dass sie verschiedene Erfahrungen in Lehr-/Lernprozessen gemacht haben. Die Lernenden waren zwischen 19 und 22 Jahren alt, befanden sich überwiegend (fünf von sechs) im dritten Ausbildungsjahr und waren unterschiedlich lange im Einsatz auf der jeweiligen Station (erste bis neunte Woche des jeweiligen Praxiseinsatzes) (vgl. ebd., 41, 42, 52).

Lauber ging der Fragestellung zum einen durch eine offene teilnehmende Beobachtung und zum anderen durch episodische Interviews mit den Teilnehmenden nach. Durch dieses Vorgehen wurde eine multiperspektivische Sichtweise auf die Lehr-/Lernprozesse in der Pflegepraxis erreicht (vgl. ebd., 43).

4.7 Von Könnern lernen (Lauber, 2017)

Für die teilnehmende Beobachtung wurde ein Beobachtungszeitraum von drei Tagen mit jeweils ca. vier Stunden pro Tandem gewählt, in denen die Forscherin die Auszubildenden und Gesundheits- und (Kinder-) Krankenpflegende begleitete. Die Beobachtungen wurden dabei wertneutral dokumentiert. Zeitnah wurden episodische Interviews mittels Leitfaden geführt, deren Dauer zwischen 30 und 75 Minuten betrug. Dabei wurde darauf geachtet, dass die Interviewten möglichst frei erzählten (vgl. ebd., 46–49).

Die Dokumentation der Beobachtungen übertrug Lauber zeitnah in eine tabellarische Struktur mittels vorher definierter Beobachtungseinheiten, so dass eine Kodierung möglich wurde. Dabei wurden auch Eindrücke und Gefühle der Forscherin aufgeführt und als solche gekennzeichnet. Anschließend wurden die Kodes fallübergreifend gruppiert und als Kategorie systematisiert (vgl. ebd., 53–54). Es erfolgte eine Orientierung an Strauss und Corbin (1996), die eine Identifizierung von „ (…) ursächlichen Bedingungen, Kontextfaktoren, Handlungsstrategien und Konsequenzen für ein Phänomen" (ebd., 54) beschreiben.

Die Interviews wurden vollständig transkribiert und in Anlehnung an die Methode des „thematischen Kodierens" nach Flick ausgewertet. Dieses Verfahren wurde gewählt, da so ein fließender Übergang von der fallbezogenen Arbeit zur themenbezogenen, fallübergreifenden Kategorisierung des Materials ermöglicht wurde (vgl. ebd., 56–57).

Ergebnisse

Mittels des gewählten Vorgehens erfasste Lauber drei übergeordnete Kategorien, durch die das Handeln von Lehrenden und Lernenden in der Pflege beschrieben wird:

- „Den Fortgang des Arbeitsablaufs sicherstellen"
- „Lehr- / Lernsituationen identifizieren und nutzen"
- „Lernende handelnd beteiligen" (ebd., 62)

Im Folgenden werden die für diese Arbeit relevanten Ergebnisse dargestellt.

Lauber zeigt auf, dass „Könner" grundsätzlich in jeder Pflegesituation eine Lehr-/Lerngelegenheit sehen und dass es somit nicht notwendig ist, Lernsituationen künstlich zu konstruieren. Sie sehen sich grundsätzlich in der Lage, alle pflegerischen Situationen zu nutzen, um ihr Können an die Auszubildenden weiter zu geben. Ausgenommen sind lediglich Situationen, in denen das Befinden einer am Lernprozess beteiligten Person keine Lerngelegenheit zulässt (vgl. ebd., 172–173).

Lernende dagegen sehen für sich vor allem neue, noch nicht bekannte Tätigkeiten als Lerngelegenheit an. Dabei sehen sie einen Lernerfolg vor allem durch eigene Handlungsbeteiligung als wahrscheinlich an. Lauber kommt zu dem Schluss, dass „Lernen und Arbeiten für Könner eher integrative (…)" (ebd., 172) Konzepte darstellen.

Entscheidend für die Umgestaltung einer Arbeitssituation in eine Lerngelegenheit ist nach Lauber, die Bereitschaft von Lehrenden und Lernenden, Lernpotentiale niedrigschwellig zu erkennen. Die Bereitschaft und Motivation Lerngelegenheiten zu erkennen, stellt somit einen wichtigen Faktor für die Erweiterung des Könnens dar. Die Könner geben weiterhin an, dass Lernsituationen sich vornehmlich aus subjektiven Bedürfnissen der Auszubildenden und ihren objektiven Bedarfen ergeben (vgl. ebd., 172–173).

Die Identifikation von Lernsituationen leisten vor allem die Lehrenden, die im Wesentlichen Lerngelegenheiten entdecken und diese den Auszubildenden offenbaren. Lauber sieht hier die wesentliche Leistung der Lehrenden, die nicht nur eine zu erfüllende Aufgabe sehen, sondern Lernchancen sehen und davon ausgehend, den Lernenden gezielt Lernangebote unterbreiten. Lernende stellten in der Regel dann Fragen, wenn sie an die Grenzen ihres Könnens und Wissens gelangten. Für ein effektives Lernen bedeutet dies: „Es bedarf eines starken Lernanreizes, in Form eigener Handlungsbeteiligung und/oder eines geringen Bekanntheitsgrades der auszuführenden Pflegehandlung, damit Lernende eine Arbeits-/Pflegesituation für sich als lernhaltig erkennen und bewerten" (ebd., 173).

Lauber macht deutlich, dass ein erfolgreicher Lehr-/Lernprozess in der Pflege stets von einem handlungsorientierten Lernprozess beeinflusst wird. Dabei steht bei den Lernenden die Bereitschaft, pflegerisch zu handeln, im Vordergrund. Bei den Lehrenden ist es die Fähigkeit, den Auszubildenden einen angemessenen Handlungsspielraum zu geben, in dem sie ihre Fertigkeiten und Fähigkeiten erweitern können. Die lehrenden Könner unterstützen die Lernenden dabei soweit wie möglich. Wichtig erscheint hier weiterhin die Fähigkeit der Lehrenden, die Kompetenz der Auszubildenden adäquat einzuschätzen, um bspw. zu erörtern, ob Pflegehandlungen gar nicht, teilweise oder komplett delegiert werden können. Hier ist entscheidend, dass komplexe und überfordernde Handlungen auf ein angemessenes Maß reduziert werden, was eine hohe diagnostische Kompetenz der Lehrenden erfordert. Weiterhin verfügen die Lehrenden über einen Fundus an Interventionsmaßnahmen, die es erlauben, Auszubildende verschiedener Kompetenzniveaus entsprechend zu unterstützen. Die Interventionen reichen laut Lauber von „Supervidieren" bis „Übernahme der Pflegehandlung". Dabei bewegen sie sich immer in einem Spannungsfeld zwischen Handlungsfreiheit für den Auszubildenden und Sicherheit des Patienten (vgl. ebd., 175–176).

Als positive Voraussetzungen für den Lernerfolg werden das Kommunizieren von Interesse und die Annahme von Lernangeboten gesehen. Dabei wird dieses „aktive Lernverhalten" auch von Schülern als gewinnbringend beschrieben. Lauber

4.7 Von Könnern lernen (Lauber, 2017)

zeigt jedoch, dass hier ein offenkundiger Unterschied zwischen dem beobachteten Verhalten der Auszubildenden und ihren Äußerungen in den Interviews besteht, da während der Lernphasen wenig Lerninteressen seitens der Auszubildenden geäußert wurden (vgl. ebd., 178).

Um eine förderliche Lernbeziehung zu gewährleisten, erscheint es notwendig, dass die Lehrenden zugänglich für (kritisches) Feedback seitens der Lernenden sind und ihrerseits wiederum konstruktives Feedback zu den Lernerfolgen und Misserfolgen geben (vgl. ebd., 179).

Auszubildende sehen in den Praxisanleitenden die Personen, die die praktischen Lehr-/Lernprozesse steuern und für den Lernerfolg verantwortlich sind. Dementsprechend ist es für die Lernenden sehr herausfordernd, wenn die Praxisanleitenden (die ja eine Lehrbefugnis aufweisen), keine guten Lehrenden sind. Es scheint demnach so, als würden die Auszubildenden die Lehrbefugnis als Bedingung für gelungene Lehr-/Lernprozesse ansehen, nicht aber als hinreichend empfinden (vgl. ebd., 179).

Lehrende Könner werden von den Auszubildenden als Vorbilder wahrgenommen. Das Lernen am Modell wird dabei von beiden Gruppen als positiv empfunden. Die Lernenden beschreiben die Könner zusätzlich als Orientierungspersonen, die nicht nur das technisch-instrumentelle Pflegehandeln vermitteln, sondern insbesondere auch das Verhalten gegenüber Patienten prägen können (vgl. ebd., 180).

Es scheint sehr wichtig für eine gelungene didaktische Struktur in der pflegerischen Praxis, dass die Auszubildenden in ihrer Rolle als lernende Berufsangehörige erst genommen werden. Lernende reagieren zum Beispiel sehr sensibel darauf, wenn Aufgaben an sie delegiert werden, die bei den meisten anderen Pflegekräften als unbeliebt gelten. Die Lernenden hegen den Wunsch, als gleichwertig mit den examinierten Kräften anerkannt zu werden. Hier haben wieder die lehrenden Könner einen großen Einfluss, da sie durch die gezielte Delegation von relevanten Aufgaben den Auszubildenden ein Gefühl der Kollegialität auf Augenhöhe vermitteln (vgl. ebd., 181).

Aus Sicht der lehrenden Könner sind folgende Eigenschaften auf Seiten der Auszubildenden besonders relevant, um eine produktive Beziehung zu schaffen: „Ehrlichkeit, Sensibilität für die Grenzen eigenen Wissen und Könnens und die Bereitschaft, Impulse der Lehrenden im eigenen Handeln umzusetzen" (ebd., 182).

Kritische Betrachtung

Lauber definiert eine klare Forschungsfrage und leitet davon ausgehend schlüssig weitere Unterfragen ab. Die Auswahl der geschilderten Methodik ist dem Gegenstand der Forschung angemessen. Positiv hervorzuheben ist hier insbesondere das triangulative Vorgehen, das durch teilnehmende Beobachtung und Interviews den Forschungsgegenstand aus verschiedenen Perspektiven beleuchtet. Es fand eine geeignete Rekrutierung der Teilnehmenden statt. Die Tatsache, dass fast alle Teilnehmenden Praxisanleitende sind, schränkt die Übertragbarkeit auf den regulären Stationsbetrieb ein. Die Datenanalyse ist sowohl für die Beobachtung als auch für die Interviews schlüssig und nachvollziehbar. Der Forschungsprozess insgesamt ist ausführlich und nachvollziehbar dargestellt, insbesondere die begleitende Reflexion durch die Forscherin selbst. Die Ergebnisse sind ausführlich dargestellt und werden zueinander in Bezug gesetzt. Sie erleichtern das Verständnis der Lehr-/Lernprozesse von Pflegenden im Lernort Praxis. Insgesamt ist deutlich, dass diese Studie in der Reihe für gute und ausgezeichnete Dissertationen erschienen ist.

4.8 Feindseligkeit in Fürsorgesituationen. Eine qualitative Untersuchung zur Situation von Schülern in Krankenpflegeberufen (Martach, Völkel-Söte, 2015)

Ziel

Martach und Völkel-Söte untersuchten die Situation von Auszubildenden in Krankenpflegeberufen in Hinblick auf Feindseligkeit und Fürsorgesituationen. Ziel der Arbeit war es, das Erleben der Auszubildenden mit dem Fokus auf das Phänomen der Feindseligkeit zu beschreiben (vgl. Martach, Völkel-Söte, 2015, 1). Übergeordnete Fragestellung war: „Erleben die Schüler Feindseligkeit am Lernort Praxis?" (ebd.,1). Im Rahmen einer Literaturrecherche wurden die fünf folgenden Hypothesen gebildet, welche empirisch näher beleuchtet wurden:

1. „Schüler erleben Feindseligkeit am Lernort Praxis
2. Schüler können Feindseligkeit beschreiben
3. Feindseligkeit hat Auswirkungen auf Schüler
4. Schüler können Rückschlüsse auf die Entstehung von Feindseligkeit ziehen
5. Schüler finden Bewältigungsstrategien um mit Feindseligkeit umzugehen."
   (ebd., 39)

Methodik

Die Autoren wählten für ihre Arbeit den qualitativen Ansatz, da dieser „ (...) menschliches Erleben aus der Perspektive der Betroffenen wahrnehmen und verstehen" (ebd., 40) will. Es wurde das problemzentrierte Interview als Methodik der Datenerhebung gewählt, um ein möglichst freies Erzählen seitens der Teilnehmenden

4.8 Feindseligkeit in Fürsorgesituationen (Martach, Völkel-Söte, 2015)

zu gewährleisten, sodass diese ihr Erleben und ihre Vorstellungen möglichst frei schildern können (vgl. ebd., 47–48).

Die Forschenden interviewten jeweils insgesamt sechs Auszubildende, die zwischen 20 und 24 Jahre alt waren. Die Teilnehmenden waren sowohl männlich, als auch weiblich. Es befanden sich jeweils zwei Auszubildende im ersten, zweiten beziehungsweise dritten Ausbildungsjahr. Den Forschenden waren die Teilnehmenden zuvor nicht bekannt (vgl. ebd., 63–64).

Die Interviews wurden vollständig transkribiert und dabei leicht geglättet. Zur Auswertung des gewonnenen Textes wurde sich an der zusammenfassenden Inhaltsanalyse nach Mayring orientiert, um die erhobenen Daten in eine sinnvolle Struktur zu bringen und auswerten zu können (vgl. ebd., 75–76).

Ergebnisse

Martach und Völkel-Söte kommen nach Auswertung der Interviews zu dem Schluss, dass Auszubildende in zahlreichen Situationen Feindseligkeiten unter Gesundheits- und (Kinder-) Krankenpflegenden beobachten und auch selber zum Ziel dergleichen werden (vgl. ebd., 87). Mittels der zusammenfassenden Inhaltsanalyse konnten die Forschenden fünf Kategorien bilden:

- „Perspektiven auf Feindseligkeit"
- „Auswirkungen von Feindseligkeit"
- „Formen und Merkmale von Feindseligkeit"
- „Ursachen von Feindseligkeit"
- „Formen der Bewältigung" (ebd., 84)

Diese Kategorien wurden mithilfe von Zitaten im Hinblick auf die Fragestellung interpretiert (vgl. ebd., 84). Im Folgenden werden die, für die hier vorliegende Studie, relevanten Ergebnisse dargestellt.

Die Auszubildenden erfahren zahlreiche Spielweisen der Feindseligkeiten, die unter anderem durch Erniedrigungen und Herabwürdigungen geprägt sind. Häufig wird „hinter dem Rücken" geredet. Die Auszubildenden geben an, dass sie diese Feindseligkeiten, wenn sie gegen sie gerichtet waren, auch über die Arbeit hinaus beschäftigen und belasten. Das führt soweit, dass manche Auszubildende Angst haben, bevor sie auf bestimmten Stationen eingesetzt werden (vgl. ebd., 86–88).

Als Begründung für die beobachteten Feindseligkeiten führen die Auszubildenden die schwierigen Arbeitsbedingungen im Bereich der Pflege an. So wird zum Beispiel Personalmangel als Ursache für Überforderung wahrgenommen, die sich dann wiederum in feindseligem Verhalten niederschlägt. Aber auch die psychischen und körperlichen Belastungen (wie der Schichtdienst) werden als

Stressoren erkannt. Weiterhin werden hierarchische Strukturen im Krankenhaus genannt, die den Auszubildenden eine Rolle, die passives Gehorsam erfordert, zuweisen (vgl. ebd., 90–91).

Die Auszubildenden verfügen über verschiedene Strategien, mit denen sie Feindseligkeiten im Arbeitsalltag bewältigen. Martach und Völkel-Söte sehen das Ignorieren und intrapersonale Verarbeiten von solchen Vorfällen als eine Strategie an. Eine andere Form der Bewältigung stellt die Konfrontation der Beteiligten dar. Weiterhin wird die Reflektion mit Vertrauenspersonen und das Besprechen von konfliktbehafteten Situationen im Lernort Schule beschrieben (vgl. ebd., 91–92).

Kritische Betrachtung

Martach und Völkel-Söte beleuchten das Konstrukt der Feindseligkeit anhand verschiedener Hypothesen und Fragestellungen. Das Design der Studie ist für die Überprüfung der Hypothesen angemessen, auch wenn hier eventuell eine quantitative Befragung validere Ergebnisse geliefert hätte. Die leitfadengestützten Interviews und die Rekrutierung der Teilnehmenden wurden nach gängigen Kriterien qualitativer Forschung durchgeführt. Die Datenanalyse ist nachvollziehbar und zielführend gestaltet und eignet sich für die Fragestellung der Forschenden. Die Ergebnisse sind umfassend dargestellt und erlauben anhand von Zitaten einen naturalistischen Einblick in die Interviews. Die gewonnen Daten helfen dabei, dass Phänomen der Feindseligkeit in Pflegeberufen besser zu verstehen und geben einen guten Einblick, in das Erleben von Auszubildenden, die diesem Phänomen im Krankenhausalltag begegnen.

4.9 Entstehung von Belastungen bei Auszubildenden in der Gesundheits- und Krankenpflege während der praktischen Einsätze. Eine qualitative Untersuchung mit dem Grounded-Theory-Ansatz (Thiele, 2017)

Ziel

Thiele führte im Jahr 2014 eine Studie mit folgender übergeordneter Forschungsfrage durch: „Wie entstehen Belastungen bei Auszubildenden in der Gesundheits- und Krankenpflege im Kontext der praktischen Ausbildung?" (Thiele, 2017, 3). Hierzu bildete die Forscherin die folgenden drei Unterfragen:

- „Welche Erwartungshaltungen haben Auszubildende an den Praxiseinsatz?"
- „Wie verändern sich deren (Auszubildende) Erwartungen, Rollen und Handlungen im Verlauf der dreijährigen Ausbildung?"
- „In welchem Zusammenhang steht dies mit der Entstehung von Belastungsgefühlen?" (ebd.,3)

Methodik

Thiele wählte für die aufgestellte Forschungsfrage den qualitativen Ansatz und entschied sich für die Grounded Theory. Im Rahmen der Methodik der Datenerhebung wählte sie die Durchführung von Einzelinterviews (vgl. ebd., 9).

Ergebnisse

Mittels der gewählten Methodik konnte die Forscherin fünf zentrale Phänomene herausfinden, die die Fragestellung beantworten:

- „Akzeptanz und Zugehörigkeit im Team"
- „Schülerrolle haben"
- „Zeugnis als Belastung haben"
- „Neuer Einsatz"
- „Theorie-Praxis-Differenz wahrnehmen" (ebd., 11)

Thiele führt auf, dass es zu einem höheren Lernerfolg kommen kann, wenn sich die Auszubildenden als ein Teil des Teams sehen. Im Rahmen ihrer Schülerrolle erleben die Auszubildenden ein Abhängigkeitsgefühl, insbesondere bei der Bewertung durch die Zeugnisse wird ihnen deutlich, dass sie bessere Bewertung erhalten, wenn sie Konflikte meiden und ihr Verhalten an das der Gesundheits- und (Kinder-) Krankenpflegenden anpassen. „Verhalten anpassen durch Ausloten und Herantasten" (ebd., 11) konnte Thiele als ein Vorgehen der Auszubildenden eruieren, das sich durch alle fünf Kategorien zieht (vgl. ebd., 11, 12, 18, 24).

Kritische Betrachtung

Zu dem Zeitpunkt der Erstellung dieser Studie war es nicht möglich, die Studie in vollem Umfang zu erhalten, da eine Veröffentlichung der Studie durch die Autorin bevorsteht. Daher konnte diese Studie nur kurz dargestellt werden und es wird von einer kritischen Betrachtung Abstand genommen

4.10 Zusammenführung

Wie zu Beginn dargestellt, konnte keine Studie gefunden werden, die die Beziehung zwischen Gesundheits- und (Kinder-) Krankenpflegenden und Auszubildenden beleuchtet. Die hier vorgestellten Studien beleuchten die Auswirkungen der Beziehung zwischen Lehrenden und Lernenden auf das Lernen außerhalb des Kontextes der Ausbildung der Gesundheits- und (Kinder-) Krankenpflege (Hattie, Cornelius-White). Dabei wird deutlich, dass eine kohärente, wertschätzende Beziehung zu einem Lernerfolg der Lernenden beiträgt.

Lauber untersuchte die Faktoren, die für das Lernen am Lernort Praxis in der Gesundheits- und (Kinder-) Krankenpflege positive Auswirkungen zeigen, wobei die Befragten zu großem Teil Praxisanleitende darstellten. Hierbei zeigte sich unter anderem, dass das Ernstnehmen und Wahrnehmen der Auszubildenden in der Rolle als Lernende, gegenseitiges Feedback und Lernen am Vorbild einen Einfluss aufweisen.

Die Studien von Thiele, Balzer, Kühne, Martach und Völke-Söte, wie auch die Studie von ver.di zeigen auf, dass Auszubildende Belastungen in ihrer praktischen Ausbildung erleben. Hierbei wurde deutlich, dass ein zentraler Teil dieser Belastung der Umgang der Gesundheits- und (Kinder-) Krankenpflegenden mit ihnen ist.

Es kann also festgestellt werden, dass Lernende Unterstützung und eine positive Beziehung benötigen, um einen Lernerfolg zu erreichen, ihr erlebter Alltag im Rahmen der praktischen Ausbildung aber von Belastungen mitgeprägt ist. In dieser Studie soll nun der Blick weiter gefasst werden und eben nicht nur die Belastungen in den Blick genommen werden, sondern die für das Lernen bedeutsame Beziehung zwischen Auszubildenden und Gesundheits- und (Kinder-) Krankenpflegenden mit ihrer Auswirkung auf das Lernen. Dieses Vorhaben wird nun im nächsten Kapitel anhand der Fragestellung und des Ziels dieser Studie konkretisiert.

Forschungsziel und Forschungsfrage 5

Eva Stähling

Entsprechend der gesetzlichen Grundlage und der Ausführungen von Allmacher in Kapitel 2 (Hintergrund und Relevanz) obliegt die praktische Ausbildung der Gesundheits- und (Kinder-) Krankenpflege nicht alleine den nach der Weiterbildungs- und Prüfungsordnung für die Pflege und Entbindungspflege (2010) qualifizierten Praxisanleitenden, sondern auch den examinierten Gesundheits- und (Kinder-) Krankenpflegenden, die über keine pädagogische Zusatzqualifikation verfügen. Auszubildende treten also, zum Erreichen des Ausbildungsziels (vgl. KrPflG § 3), am Lernort Praxis auch mit nicht pädagogisch qualifizierten examinierten Gesundheits- und (Kinder-) Krankenpflegenden unweigerlich in Kontakt und es kommt zu einem Beziehungsaufbau.

Dieser bestehende Kontakt zwischen Gesundheits- und (Kinder-) Krankenpflegenden und den Auszubildenden kann durch die Forscherinnen, aufgrund ihrer beruflichen Nähe zur Ausbildung in der Gesundheits- und Krankenpflege, durch eigene Erfahrungen und Beobachtungen bestätigt werden.

Anhand der Literatur konnten zwar zum einen die an eine Beziehung und deren Aufbau geknüpften Bedingungen und zum anderen die für das Lernen unterschiedlichen und notwendigen Voraussetzungen dargestellt werden (s. Kap. 3). Das Erleben der Beziehung zwischen Gesundheits- und (Kinder-) Krankenpflegenden und Auszubildenden sowie deren Auswirkung auf das Lernen am Lernort Praxis in Deutschland konnte allerdings, aufgrund einer fehlenden Studienlage in einschlägigen Datenbanken, wie in Kapitel vier dargestellt, nicht erfasst werden.

Auf Grundlage des dargestellten Hintergrundes und der dort beschriebenen gesetzlichen Grundlage, der persönlich gemachten Erfahrungen der Forscherinnen und der fehlenden Studienlage für Deutschland entwickelte sich für die Forscherinnen folgende qualitative Forschungsfrage:

▶ Wie erleben Gesundheits- und (Kinder-) Krankenpflegende und Auszubildende ihre Beziehung und deren Einfluss auf das Lernen?

© Springer Fachmedien Wiesbaden GmbH, ein Teil von Springer Nature 2019
A. Allmacher und E. Stähling, *Die Beziehung zwischen Auszubildenden und Pflegenden*, Best of Pflege, https://doi.org/10.1007/978-3-658-25396-7_5

Diese Forschungsfrage impliziert die Teilfragen:

- Wie erleben Gesundheits- und (Kinder-) Krankenpflegende die Beziehung zu Auszubildenden?
- Wie erleben Auszubildende die Beziehung zu Gesundheits- und (Kinder-) Krankenpflegenden?
- Welchen Einfluss hat das Erleben der Beziehung auf das Lernen am Lernort Praxis?
- Wie muss die Beziehung gestaltet sein, damit Lernen stattfindet?

Durch die Beantwortung dieser Fragestellung(en) strebten die Forscherinnen das Forschungsziel an, das Phänomen, das Erleben der Beziehung zwischen Gesundheits- und (Kinder-) Krankenpflegenden und Auszubildenden am Lernort Praxis der Gesundheits- und (Kinder-) Krankenpflegeausbildung zu beschreiben und damit das Wissen, für die im Lernprozess der praktischen Gesundheits- und (Kinder-) Krankenpflegeausbildung notwendige Beziehungsgestaltung zu vermehren.

Im Rahmen dieser Beschreibung sollte das Wesentliche der gemachten Erfahrungen durch die Gesundheits- und (Kinder-) Krankenpflegenden und die Auszubildenden, ihr individuelles Erleben in der Beziehung zueinander, erfasst, dargestellt und verstanden werden. Die Forscherinnen wollten so das Phänomen, die Beziehung zwischen Pflegenden und Auszubildenden, aus der Perspektive der am Lernprozess der Auszubildenden Beteiligten, also der Gesundheits- und (Kinder-) Krankenpflegenden und Auszubildenden, erkunden, verstehen und herausfinden, welche Bedeutung es für das Lernen der Auszubildenden, am Lernort Praxis, hat. Dabei stand die subjektive Sichtweise der Gesundheits- und (Kinder-) Krankenpflegenden und Auszubildenden im Vordergrund.

Ziel war es somit, die Perspektive auf das subjektive Erleben der Pflegenden und Auszubildenden zu öffnen und damit eine Grundlage für das Verständnis in der Beziehungsgestaltung zwischen Pflegenden und Auszubildenden zu schaffen.

Methodisches Vorgehen

In diesem Kapitel folgt nun die Darlegung des gewählten methodischen Vorgehens, um die im vorherigen Kapitel aufgeführten Forschungsfragen sowie das Forschungsziel zu begründen. Hierzu wird zunächst die Wahl des qualitativen Forschungsansatzes erläutert und begründet. Darauf folgt die Beschreibung und Begründung des methodischen Vorgehens der Datenerhebung und Datenauswertung.

6.1 Begründung des qualitativen Forschungsansatzes

Eva Stähling

Die Zielsetzung dieser Forschung, die am Lernort Praxis der Gesundheits- und (Kinder-) Krankenpflegeausbildung erlebte Beziehung zwischen Gesundheits- und (Kinder-) Krankenpflegenden und Auszubildenden sowie deren Auswirkung auf das Lernen zu beschreiben, verlangte ein deskriptives Studiendesign, das zum einen den Datengewinn weicher Daten (verbale Beschreibungen) sicher stellte und zum anderen ein induktives Vorgehen beinhaltete. Dementsprechend entschieden sich die Forscherinnen zur Bearbeitung der Forschungsfrage „Wie erleben Gesundheits- und (Kinder-) Krankenpflegende und Auszubildende ihre Beziehung und deren Einfluss auf das Lernen?" für ein qualitatives Vorgehen.

Mit dem gewählten deskriptiven Studiendesign verfolgten die Forscherinnen, das von Mayer (vgl. 2015, 124) genannte Ziel deskriptiver Studien, ein Phänomen, hier also das Erleben der Beziehung der Gesundheits- und (Kinder-) Krankenpflegenden und Auszubildenden in der praktischen Ausbildung der Gesundheits- und (Kinder-) Krankenpflege, über das noch wenig bekannt ist, darzustellen, um somit dieses Phänomen des Erlebens, das noch nicht definiert ist, direkt aus der Perspektive der Gesundheits- und (Kinder-) Krankenpflegenden und Auszubildenden, d. h. aus deren subjektiven Sichtweise zu erkunden und zu entdecken.

„Qualitative Forschung hat (3) eine starke Orientierung am Alltagsgeschehen und / oder am Alltagswissen der Untersuchten. Handlungsprozesse – z. B. Verläufe von Beratungsgesprächen – werden in ihrem alltäglichen Kontext situiert" (Flick, von Kardorff & Steinke, 2015, 23). Der gewählte, qualitative Forschungsansatz ermöglichte es, das Phänomen, das Erleben der Beziehung der Gesundheits- und (Kinder-) Krankenpflegenden und der Auszubildenden, aus der Perspektive der Gesundheits- und (Kinder-) Krankenpflegenden und Auszubildenden zu erkunden, es ganzheitlich und von innen heraus zu verstehen und herauszufinden, welche Bedeutung es für die Beteiligten, die Gesundheits- und (Kinder-) Krankenpflegenden und Auszubildenden, hat.

Die bei der qualitativen Bearbeitung im Vordergrund stehende subjektive Sichtweise der Gesundheits- und (Kinder-) Krankenpflegenden und Auszubildenden schaffte die Voraussetzung dafür, deren individuell wahrgenommenes Erleben in der Beziehung zueinander zu erfassen, um so ein möglichst wahrheitsgetreues Bild vom Erleben der Gesundheits- und (Kinder-) Krankenpflegenden und Auszubildenden beschreiben zu können.

Um die subjektiven Bedeutungen, die die Beziehung zwischen Gesundheits- und (Kinder-) Krankenpflegenden und Auszubildenden für die einzelnen Pflegenden und Auszubildenden haben, zu erfassen, sollte die qualitative Forschungsmethode der Phänomenologie zum Tragen kommen. Mit Hilfe der phänomenologischen Methode strebten die Forscherinnen an, das Phänomen (das Erleben der Pflegenden und Auszubildenden) in seiner Vielfältigkeit zu erfassen. Dabei sollten die durchlebten Erfahrungen der Pflegenden und Auszubildenden im Mittelpunkt stehen (vgl. LoBiondo-Wood, 1996, 294).

„Die Phänomenologie kann übersetzt werden als die Lehre von den konkreten Erscheinungen, die Lehre vom menschlichen Sein. Das Wesen der Dinge zu erforschen, steht im Vordergrund. Der Grundgedanke ist, an den Perspektiven des einzelnen Menschen anzuknüpfen, an seinen Intentionen und an den subjektiven Bedeutungen, die bestimmte Ereignisse oder Phänomene für ihn haben" (Mayer, 2015, 107). Die Intention der Forscherinnen mit der Wahl der Forschungsmethode der Phänomenologie war es, das Phänomen des Erlebens so zu beschreiben, wie es für die einzelnen Gesundheits- und (Kinder-) Krankenpflegenden und Auszubildenden tatsächlich erlebt wird. Gemachte Erfahrungen der Gesundheits- und (Kinder-) Krankenpflegenden und Auszubildenden und die daraus resultierende Bedeutung für die Gesundheits- und (Kinder-) Krankenpflegenden und Auszubildenden wollten die Forscherinnen im Sinn der Phänomenologie durch einen intensiven Dialog mit denjenigen erkennen, die diese Erfahrungen gemacht haben. Die phänomenologische Forschungsmethode ermöglichte somit, den speziellen Aspekt der praktischen Gesundheits- und (Kinder-) Krankenpflegeausbildung, das Erleben der Beziehungsgestaltung zwischen Gesundheits- und (Kinder-) Krankenpflegenden und Auszubildenden, zu untersuchen, zu identifizieren und die individuell gemachten Erfahrungen der Pflegenden und Auszubildenden zu erfassen.

6.2 Methode der Datenerhebung

Eva Stähling

„Ziel phänomenologischer Forschung ist es, die Erfahrungen und Erlebnisse von Menschen und deren Bedeutung in ihrer Eigenwelt zu verstehen. Daher sollen die Phänomene so beschrieben werden, wie sie (für die Einzelnen) sind (...)" (Mayer, 2015, 107). Ferner betont Mayer in diesem Zusammenhang auch, dass dabei nicht eine breite Beschreibung bestimmter Gegenstandsfelder wichtig ist, sondern eine gezielte, tief gehende Analyse einzelner Phänomene (vgl. Mayer, 2015, 107).

Um dem in der Phänomenologie geforderten Anspruch, das subjektive Erleben einzelner Gesundheits- und (Kinder-) Krankenpflegenden und Auszubildenden zu erfassen und der tiefgehenden Analyse dieses Phänomens durch einen intensiven Dialog gerecht zu werden, entschieden sich die Forscherinnen zur Datengewinnung, methodisch für die Durchführung eines nichtstandardisierten Erhebungsverfahren, dem leitfadengestützten Interview.

Das Prinzip des leitfadengestützten Interviews besteht darin, „(...) den Interviewpartner nicht mit standardisierten Fragen zu konfrontieren, sondern ganz frei zum Erzählen zu animieren" (Mayring, 2016, 72). Die Grundidee, die mit dieser Technik der Datenerhebung verfolgt wird, ist die subjektiven Bedeutungsstrukturen, die sich im freien Erzählen über bestimmte Ereignisse herausschälen, sich einem systematischen Abfragen aber verschließen würden, zu erfassen (vgl. Mayring, 2016, 72).

Die Forscherinnen wollten mit dieser Technik des leitfadengestützten Interviews den befragten Gesundheits- und (Kinder-) Krankenpflegengenden und Auszubildenden die Möglichkeit geben, individuell zu artikulieren, wie sie die Beziehung zueinander und deren Einfluss auf das Lernen erleben. Mittels der gewählten Technik wurde somit der Gewinn nichtnumerischer, weicher Daten gewährleistet. Dieser explorative Charakter des leitfadengestützten Interviews ermöglichte es den Forscherinnen, die Forschungsfrage zu bearbeiten und dem Forschungsziel gerecht zu werden.

Diesbezüglich führten die Forscherinnen insgesamt, von Ende Juli 2017 bis Ende September 2017, in einem Zeitraum von acht Wochen, 9 Einzelinterviews an einem Krankenhaus und drei Einzelinterviews, die sich aus einem persönlichen Kontakt heraus ergaben. Das zuerst durchgeführte Einzelinterview fungierte als Pretest. Bei der Datenauswertung (Kap. 9) wurden die Daten aller zwölf Interviews (sieben Interviews mit Gesundheits- und (Kinder-) Krankenpflegenden und fünf Interviews mit Auszubildenden) berücksichtigt.

Um das Grundprinzip, Offenheit, qualitativer Forschung zu wahren und dennoch, die für das Forschungsinteresse notwendige Strukturierung vorzugeben, entwickelten die Forscherinnen den Leitfaden nach dem SPSS-Prinzip (vgl. Helfferich, 2011, 182).

Entsprechend diesem Prinzip gingen die Forscherinnen bei der Leitfadenerstellung in den vier aufeinander folgenden Schritten „Sammeln", „Prüfen", „Sortieren" und „Subsummieren", vor.

Im ersten Schritt „Sammeln" trugen die Forscherinnen, vor dem Hintergrund der Frage: „Was möchten wir eigentlich wissen?", alle möglichen, für sie in Betracht kommende Fragestellungen bezogen auf den Forschungsgegenstand, die Beziehung zwischen Gesundheits- und (Kinder-) Krankenpflegenden und Auszubildenden, zusammen.

Im darauf folgenden Schritt „Prüfen" wurde, die sich aus dem ersten Schritt ergebende Frageliste reduziert und strukturiert, d. h. Faktenfragen wurden eliminiert. Verbleibende Fragen wurden dahingehend überprüft, ob sie offene Antworten bzw. Erzählungen erzeugen. Fragen, die Ausdruck der Erwartungen der Forscherinnen darstellten und somit das Vorwissen der Forscherinnen implizierten, wurden außerdem gestrichen. Geprüft wurde auch, ob die Fragen auch ein Erzählen in eine andere Richtung als erwartet, zuließen.

Im dritten Schritt „Sortieren" wurden die verbleibenden Fragen in die Bündel Einstiegs-, Haupt- und Abschlussphase sortiert.

Im vierten und damit letztem Schritt „Subsumieren" wurde jedes Bündel aus dem dritten Schritt mit einem einzigen, möglichst einfachen, erzählgenerierenden Impuls versehen. Dabei berücksichtigt wurde, ob die gewählte Formulierung, eine Erzählung evoziert, in der möglichst viele der interessierenden Aspekte von alleine angesprochen werden (vgl. Helfferich, 2011, 185). Dieser Erzählaufforderung wurden Aspekte des entsprechenden Bündels in Form von Unterfragen, die als „Memos" für mögliche Nachfragen dienen sollten, wenn bestimmte Aspekte nicht alleine angesprochen werden, subsumiert. Mit Hilfe dieser Unterfragen sollten bei stockenden Erzählungen neue Impulse gesetzt werden können. Zum anderen wurden der Erzählaufforderung konkret formulierte Fragen zugeordnet, die allen Interviewten gestellt werden sollten.

6.2 Methode der Datenerhebung

Außerdem wurden Aufrechterhaltungsfragen entwickelt, um bei kurzen Erzählpassagen die Interviewten zum Weitererzählen zu motivieren.

Der so konstruierte Leitfaden, ermöglichte es den Forscherinnen, das Interview an die Dynamik der jeweiligen Interviewten anzupassen und die Aufrechterhaltung des Interviews in die eigene Verantwortung zu legen.

Bei der Formulierung der im Leitfaden enthaltenen Fragen, wurde die Charakteristik bestimmter Fragetypen berücksichtigt. So bildete eine erzählgenerierende Frage zur Zusammenarbeit mit Auszubildenden bzw. Gesundheits- und (Kinder-) Krankenpflegenden, einem Thema, zu dem es etwas zu erzählen gibt, den Anfang eines jeden Interviews und sollte zu einer längeren Erzählung auffordern. Aufrechterhaltungsfragen liefern keinen neuen inhaltlichen Impuls, sondern haben lediglich zum Ziel, die Erzählung aufrecht zu erhalten. Eine Aufrechterhaltungsfrage stellt die Frage im Leitfaden „Wie haben Sie sich dabei gefühlt" dar. Mit Hilfe von Steuerungsfragen wurden die Interviewten gebeten, Erzähltes zu präzisieren.

Zusammenfassend kann festgehalten werden, dass die Forscherinnen, mit der Konstruktion des Leitfadens, dem Prinzip der Offenheit qualitativer Forschung nachkamen, in dem sie eigenes Vorwissen reflektierten und suspendierten, den Interviewten Raum zum freien Erzählen gaben, Zurückhaltung bei der Interviewsteuerung zeigten und die Interviewten als autonome Erzählpersonen betrachteten.

Die Durchführung aller Einzelinterviews erfolgte in Orientierung an den so erstellten Leitfaden. Der Leitfaden, gegliedert in Einstiegs-, Haupt- und Abschlussphase, diente der jeweiligen Forscherin während des Interviews somit als Gedächtnisstütze und „(…) sollte sie daran erinnern, über welche Themen sie sprechen möchte, und ein paar Formulierungen für ihre Fragen bieten" (Mayer, 2015, 217). Die Interviewten wurden mit Hilfe des Leitfadens zwar auf bestimmte Fragestellungen hingelenkt, konnten aber ohne vorgegebene Antwortalternativen frei antworten und so im Erzählen über ihr Erleben in der Beziehung zueinander ihre subjektiven Perspektiven offen darlegen.

Das zuerst durchgeführte Interview, fungierte zur Testung des Leitfadens. Geprüft wurde zum einen, ob die Fragen genügend Potenzial hatten, die Interviewten zum Erzählen und Erläutern anzuregen und zum anderen, ob die Fragen zur Beantwortung der Forschungsfrage geeignet waren. Eine anschließende Modifizierung des Leitfadens war nicht notwendig.

Alle Interviews fanden ohne ein zeitlich festgesetztes Limit statt, so dass die Interviewten entsprechend ihrem Bedarf frei, ohne zeitliche Begrenzung, erzählen konnten. Die Durchführung der Interviews fand zudem an einem von den Interviewten gewählten Zeitpunkt und Ort, außerhalb des Krankenhauses, in einer neutralen, störungsfreien Umgebung und im face-to-face-Kontakt statt.

In der Eingangsphase der Interviews wurde auf eine freundliche Atmosphäre geachtet und die Bereitschaft der Interviewten, am Interview teilzunehmen, gewürdigt. Die Interviewten erhielten nochmals eine mündliche Erläuterung zum geplanten Interviewvorgehen und zum anschließenden Umgang mit den im Interview gewonnen, subjektiven Daten. Die Interviewten bekamen daraufhin die Möglichkeit, Fragen zu stellen. Im (schriftlichen) Einverständnis mit den Interviewten wurden die Interviews aufgezeichnet, anschließend transkribiert und analysiert (s. 6.5 Methode der Datenauswertung).

Während der Interviews erhielten die Interviewten, im Sinn des Aktiven Zuhörens, die volle Aufmerksamkeit. Die Konzentration der Forscherinnen lag auf dem Gesagten der Interviewten. Eigene Deutungen, Gefühle und Mitteilungsbedürfnisse der Forscherinnen wurden zurückgestellt. Der Fokus lag auf dem Wahrnehmen und Verstehen der Gedanken und Gefühle des Gegenübers. Auf Bewertungen des Gesagten wurde prinzipiell verzichtet.

6.3 Darstellung und Begründung der Stichprobe

Alexandra Allmacher

Im Folgenden wird die Auswahl der Stichprobe näher erläutert und begründet.

Wie bereits aufgeführt, ist das Ziel qualitativer Forschung nicht allgemein übertragbare Aussagen treffen zu können, sondern die Besonderheit des Erlebens Betroffener aus ihrer subjektiven Perspektive herauszuarbeiten. Die Auswahl der Teilnehmenden einer qualitativen Studie richtet sich danach, Teilnehmende zu finden, die zu der interessierenden Thematik viele Informationen beitragen können (vgl. Mayer, 2015, 331; Polit, Beck & Hungler, 2004, 245).

Mayer nennt als Kriterien für die Auswahl einer Stichprobe „Nützlichkeit" und „Angemessenheit" (Mayer, 2015, 331). Das Kriterium der Nützlichkeit wird durch die Verwendung einer Stichprobe nach festgelegten Kriterien erreicht. Dem Kriterium der Angemessenheit wird mit der Anzahl der Interviews entsprochen.

6.3.1 Kriterien der Stichprobenauswahl

Die zugrunde gelegten Kriterien für die erfolgte Stichprobenauswahl werden im Folgenden erläutert. Da sowohl die Perspektive der Gesundheits- und (Kinder-)Krankenpflegenden, wie auch die Perspektive der Auszubildenden von Interesse sind, werden die Kriterien für beide Gruppen getrennt beschrieben.

Gesundheits- und (Kinder-) Krankenpflegende

Als Einschlusskriterium wurde festgelegt, dass die Teilnehmenden über eine dreijährige Ausbildung im Bereich der Gesundheits- und (Kinder-) Krankenpflege verfügen (exam. (Kinder-) Krankenschwester /-pfleger, exam. Gesundheits- und (Kinder-) Krankenpflegende). Dies sollte sicherstellen, dass die Teilnehmenden Verantwortung für die Patienten im Rahmen des Pflegeprozesses übernehmen und somit auch für den Bereich, für welchen die Auszubildenden qualifiziert werden sollen. Des Weiteren sollten die Teilnehmenden über mindestens zwei Jahre Berufserfahrung als examinierte Pflegekraft und über einen Stellenanteil von mindestens 50 % verfügen, sowie im regulären Schichtdienst arbeiten (kein ausschließlicher Nachtdienst), so dass „(…) es zum Thema der Untersuchung etwas zu erzählen gibt" (Mayring, 2016, 74).

Da Praxisanleitende eine gesonderte Verantwortung für Auszubildende übernehmen, nach der in dieser Studie nicht gefragt wird (siehe hierzu z. B. Kersting), wurde diese Tätigkeit als Ausschlusskriterium festgelegt. Ebenso wird auch die Tätigkeit als Stationsleitung als Ausschlusskriterium festgelegt, da diese im regulären Stationsablauf meist weniger Kontakt zu Auszubilden haben und eine – in ihrer Funktion als Leitung – andere Autoritätsstellung haben können. Zudem wurden Teilnehmende, die in den letzten zwei Jahren nicht berufstätig waren, ausgeschlossen. So wurde eine bessere Erinnerung an die jeweiligen Situationen gewährleistet, denn Teilnehmende phänomenologischer Studien sind entweder mitten in einem Erfahrungsprozess oder haben ihn bereits hinter sich (vgl. Lo-Biondo-Wood & Haber, 2005, 227).

Tab. 5 Ein- und Ausschlusskriterien der Gesundheits- und (Kinder-) Krankenpflegenden

Einschlusskriterien	Ausschlusskriterien
Dreijährige Ausbildung im Bereich der Gesundheits- und (Kinder-) Krankenpflege	Ausbildung in der Krankenpflegehilfe oder der Altenpflege
Mindestens zweijährige Berufserfahrung als examinierte Pflegekraft	Keine Berufsausübung in den letzten zwei Jahren
Stellenanteil von mindestens 50 %	Stellenanteil von weniger als 50 %
Regulärer Schichtdienst	Vorwiegend Nachtdienst
Tätigkeit im regulären Stationsablauf	Tätigkeit als Praxisanleitende oder Stationsleitung

Auszubildende

Als Einschlusskriterium für die Gruppe der Auszubildenden wurde festgelegt, dass diese sich aktuell in der Ausbildung befinden. Um zu gewährleisten, dass die Teilnehmenden etwas zu der Thematik beitragen können, wurde zudem festgelegt, dass die Auszubildenden sich seit mindestens zwei Jahren in der Ausbildung befinden und so auch einige Praxiseinsätze erlebt haben. Da während der Probezeit oftmals noch eine größere Befangenheit besteht und so – trotz der zugesicherten Anonymität – ein Zurückhalten von Erlebtem möglich wäre, wurde als Ausschlusskriterium festgelegt, dass die Auszubildenden sich noch in der Probezeit befinden. Des Weiteren wurde aus ethischen und rechtlichen Gründen ein Alter unter 18 Jahren als Ausschlusskriterium festgelegt.

Tab. 6 Ein- und Ausschlusskriterien der Auszubildenden

Einschlusskriterien	Ausschlusskriterien
Aktuelle Teilnahme an der Ausbildung in der Gesundheits- und (Kinder-)Krankenpflege	Abgeschlossene Ausbildung
Teilnahme an der Ausbildung seit zwei Jahren	Teilnahme an der Ausbildung seit weniger als zwei Jahren
Abgeschlossene Probezeit	Probezeit noch nicht abgeschlossen
Volljährigkeit	Minderjährigkeit

Das Kriterium der Angemessenheit wurde durch eine Stichprobengröße von elf Interviews sowie einem Interview, das als Pre-Test fungierte, aber ebenfalls in die Datenauswertung eingeflossen ist, umgesetzt (vgl. Mayer, 2015, 331). In phänomenologischen Studien sind Stichprobengrößen von weniger als zehn Teilnehmenden üblich (vgl. Polit et al., 2004, 246–247). In der qualitativen Forschung stellt auch die Auswahl der Stichprobe einen Prozess dar, sodass je nach Erkenntnissen aus den Interviews weitere Interviews notwendig sein können, um eine Datensättigung zu erreichen oder gewonnene Erkenntnisse weiter zu vertiefen (vgl. Mayer, 2015, 332).

6.3.2 Akquise der Teilnehmenden

Die Akquise der Teilnehmenden erfolgte über verschiedene Wege, es zeigten sich hierbei jedoch einige Hürden.

Zum einen wurde mithilfe des Sekretariates des Fachbereiches Gesundheit und Pflege der Katholischen Hochschule Mainz über den E-Mail Verteiler ein Werbungsschreiben versandt, das auch in der Katholischen Hochschule Mainz ausgehängt werden sollte. Über diesen Weg meldeten sich jedoch keine Teilnehmenden. Des Weiteren wurden mehrere Krankenhäuser angeschrieben, auch hier erfolgte keine Resonanz.

Es erfolgte dann der Zugang zum Feld über einen beruflichen Kontakt einer der Forscherinnen, die als Gate-Keeperin fungierte, zu einem Allgemeinkrankenhaus. Zunächst wurden die Geschäftsführung und der Betriebsrat um Zustimmung zu der Studie gebeten. Nach der Genehmigung wurden durch die Gate-Keeperin Informationsflyer auf den Stationen ausgelegt und während der Dienstübergaben für die Studie geworben. Die Interessierten, die sich auf diese Schreiben meldeten, erhielten ein ausführliches Informationsschreiben, bevor sie sich zu der Teilnahme an der Studie entschieden und schriftlich einwilligten.

Fünf der Interviews konnten durch persönliche Kontakte zu Gesundheits- und Krankenpflegenden sowie Auszubildenden hergestellt werden. So wurde auch gewährleistet, dass nicht nur das Erleben von Gesundheits- und (Kinder-) Krankenpflegenden an einem einzigen Krankenhaus erfasst wurde.

6.3.3 Beschreibung der Teilnehmenden

Von den zwölf Teilnehmenden erfüllten alle die zuvor erläuterten Ein- und Ausschlusskriterien.

Die fünf Auszubildenden absolvierten alle im dritten Ausbildungsjahr eine Ausbildung der Gesundheits- und Krankenpflege und waren alle weiblich. Sie waren zum Zeitpunkt der Erhebung zwischen 19 und 30 Jahre alt.

Von den sieben Gesundheits- und (Kinder-) Krankenpflegenden ist eine Person aus der Gesundheits- und Kinderkrankenpflege, alle anderen sechs Teilnehmenden sind aus dem Bereich der Gesundheits- und Krankenpflege. Sie wiesen eine Berufserfahrung von sieben bis 35 Jahren auf. Das Alter zeigte eine Spanne von 28 bis 60 Jahren. Es wurden ein männlicher und sechs weibliche Gesundheits- und (Kinder-) Krankenpflegende interviewt. Das aktuelle berufliche Tätigkeitsfeld wies Unterschiede auf: drei der Teilnehmenden arbeiten im Intensiv- bzw. IMC-Bereich, eine Person im OP-Bereich und drei der Teilnehmenden im Bereich der Inneren Medizin.

6.4 Darstellung der Transkriptionsregeln

Alexandra Allmacher

Die Interviews wurden zunächst vollständig transkribiert. Aus zeitlichen und personellen Gründen wurde die Transkription in Auftrag gegeben. Hierbei wurde eine Verschwiegenheitserklärung eingefordert. Da sprachliche Besonderheiten (wie Dialekte) für diese Forschung nicht von Relevanz sind und auch die Lesbarkeit gewährleistet werden sollte, wurde die „Übertragung in normales Schriftdeutsch" (Mayring, 2016, 91) gewählt. Jedoch sind bei einem wörtlichen Transkript zunächst Informationen, die über nonverbale oder paraverbale Kommunikation vermittelt werden, nicht zu erkennen. Um diese Besonderheiten (z. B. sprachliche Betonung oder längere Pausen) darzustellen, wurden kommentierte Transkripte angefertigt (vgl. Mayer, 2015, 274–276). Jeweils zu Beginn der Transkripte wurden die einheitlich verwendeten Symbole erläutert. Hierbei wurde bedacht, welche Informationen für das Verständnis des Interviews von Relevanz sind, so wurde beispielsweise nicht zwischen langer, kurzer und mittlerer Pause differenziert. Die Symbole sind angelehnt an Kallmeyer und Schütze (1976, zit. nach Mayring 2016, 92).

Symbole

(…)   = Pause
____   = starke Betonung
(lachen, flüstern etc.)
I 1   = Interviewerin 1
TP 1   = Teilnehmer Pflegende 1

6.5 Methode der Datenauswertung

Alexandra Allmacher

Im Anschluss an die Transkription fand die Auswertung der Daten statt. Hierbei wurde die Qualitative Inhaltsanalyse nach Mayring gewählt, da diese Auswertungsmethode „(…) streng methodisch kontrolliert das Material schrittweise analysiert" (Mayring, 2016, 114). Mayring beschreibt im Rahmen der Qualitativen Inhaltsanalyse vier Vorgehensweisen: die Zusammenfassende Inhaltsanalyse, die Induktive Kategorienbildung, die Explizierende Inhaltsanalyse und die Strukturierende Inhaltsanalyse (vgl. Mayring 2015b, 472–473). Im Rahmen dieser Studie wird die Zusammenfassende Inhaltsanalyse verwendet, da sie das Ziel hat, „(…)

das Material so zu reduzieren, dass die wesentlichen Inhalte erhalten bleiben, durch Abstraktion ein überschaubares Korpus zu schaffen, das immer noch ein Abbild des Grundmaterials ist" (Mayring, 2016, 115). Des Weiteren ermöglicht die zusammenfassende Inhaltsanalyse eine systematische Erstellung induktiver Kategorien (vgl. Mayring, 2016, 115).

Mayring fordert zunächst einmal, eine genaue Beschreibung und Analyse des auszuwertenden Materials. Hierbei unterscheidet er drei Schritte: die Festlegung des Materials, die Analyse der Entstehungssituation und die Beschreibung der formalen Charakteristika des Materials (vgl. Mayring, 2015a, 54–55).

Festlegung des Materials

Im Rahmen dieser Arbeit wurden insgesamt zwölf Interviews mit Gesundheits- und (Kinder-) Krankenpflegenden sowie Auszubildenden geführt. Alle zwölf Interviews liegen in schriftlicher, anonymisierter Form vor und wurden ausgewertet (s. Kap. 8). Die Auswahl der Teilnehmenden an den Interviews ist in Kapitel 6.3 näher erläutert.

Analyse der Entstehungssituation

Alle zwölf Interviews wurden von den Forscherinnen selbst durchgeführt. Die Interviews wurden mit dem Ziel der Beantwortung der in dieser Studie aufgeführten Forschungsfrage durchgeführt. Dies geschah jeweils an einem neutralen Ort. Alle Teilnehmenden nahmen an den Interviews freiwillig teil. Eine nähere Beschreibung der Teilnehmenden findet sich ebenfalls in Kapitel 6.3.3.

Formale Charakteristika des Materials

Die Interviews wurden mit einem Tonband aufgenommen und anschließend transkribiert. Das hierbei gewählte Vorgehen und die hierbei verwendeten Transkriptionsregeln sind in Kapitel 6.4 näher erläutert.

Der nächste Schritt nach Mayring (vgl. 2015a, 58–60) stellt die Bestimmung der Fragestellung dar. Das Forschungsinteresse lag hier in dem Erleben der Auszubildenden und Gesundheits- und (Kinder-) Krankenpflegenden bezüglich der Beziehung zueinander sowie der Auswirkungen dieser Beziehung auf das Lernen. Dies ist in Kapitel 5 näher aufgeführt.

Im Folgenden wird das weitere Vorgehen der Forscherinnen bei der Datenauswertung näher erläutert. Es wurde sich an dem Ablaufmodell der Zusammenfassenden Inhaltsanalyse nach Mayring orientiert.

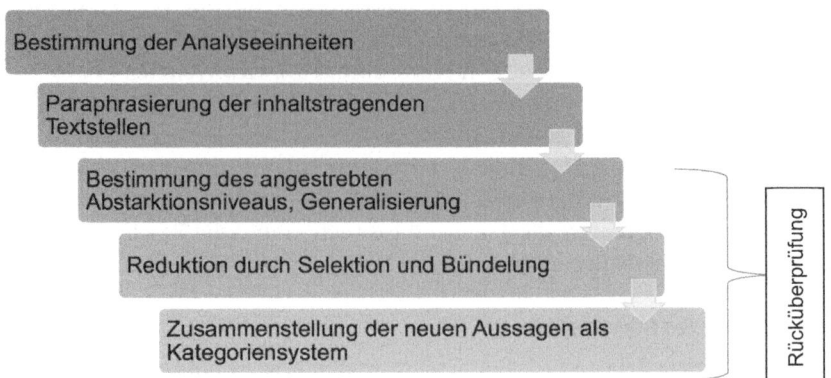

Abb. 1 Ablaufmodell Zusammenfassender Inhaltsanalyse, adaptiert nach Mayring, 2015a, 62–70

Bestimmung der Analyseeinheiten

Als Kodiereinheit, also dem kleinsten Teil, der ausgewertet werden darf, wurde jede Aussage festgelegt, die etwas zu der Fragestellung – also dem Erleben der Beziehung zwischen Auszubildenden und Gesundheits- und (Kinder-) Krankenpflegenden sowie der Auswirkung auf das Lernen – beizutragen hatte. Bei der Zusammenfassenden Inhaltsanalyse stellen Kontexteinheit und Auswertungseinheit denselben Gegenstand dar: in diesem Fall die zwölf Interviews (vgl. Mayring, 2015a, 61, 73).

Paraphrasierung der inhaltstragenden Textstellen

Nachdem durch die Forscherinnen die Analyseeinheiten festgelegt wurden, wurden alle zwölf Interviews durchgegangen und zunächst die Kodiereinheiten farblich markiert. Diese wurden dann jeweils einzeln paraphrasiert. Dabei wurde die Z1-Regel nach Mayring verwendet: ausschmückende oder ähnliche Textstellen wurden gestrichen und die inhaltsrelevanten Textstellen wurden in eine grammatikalische Kurzform überführt. Hierzu wurde eine Tabelle mittels Excel angelegt, welche im weiteren Verlauf ergänzt wurde (vgl. Mayring, 2015a, 70–72).

Bestimmung des angestrebten Abstraktionsniveaus und Generalisierung

In diesem dritten Schritt wurden die Paraphrasierungen in ein höheres Abstraktionsniveau überführt. Als Abstraktionsniveau wurde zuvor festgelegt, dass allgemeine Aussagen über die Beziehung zwischen Auszubildenden und Gesundheits- und

6.5 Methode der Datenauswertung

(Kinder-) Krankenpflegenden sowie der Auswirkungen dieser Beziehung auf das Lernen formuliert werden. Es wurden die Z2-Regeln nach Mayring angewendet, indem alle Paraphrasen auf dieses Niveau umformuliert wurden bzw. die Paraphrasen, die diesem Niveau bereits entsprochen haben, belassen wurden. Es wurden im Verlauf der Auswertung der Interviews keine theoretischen Vorannahmen zur Generalisierung der Paraphrasen benötigt (vgl. Mayring, 2015a, 70–72).

Reduktion durch Selektion und Bündelung

Es folgte im vierten Schritt die Reduktion der Aussagen. Der Z3-Regel nach Mayring folgend, wurden alle inhaltsgleichen Aussagen, sowie Aussagen, bei denen festgestellt wurde, dass auf dem gewählten Abstraktionsniveau, keine für das Forschungsinteresse relevante Aussage mehr besteht, gestrichen. Zudem wurde in diesem Schritt auch die Z4-Regel nach Mayring angewendet, in dem Sinne, dass Aussagen mit gleichem Inhalt gebündelt wurden (vgl. Mayring, 2015a, 70–72).

Zusammenstellung der neuen Aussagen als Kategoriensystem

In einem weiteren Schritt bündelten die Forscherinnen dann auf einem höher gewählten Abstraktionsniveau die zuvor bereits reduzierten Aussagen zu Kategorien (vgl. Mayring, 2015a, 71). Diesen Schritt führten die Forscherinnen gemeinsam durch, um so eine gegenseitige Überprüfung des Vorgehens zu ermöglichen. Im Anschluss fand im Rahmen der Ergebnisdarstellung eine ausführliche Beschreibung der einzelnen Kategorien statt (siehe Kapitel 9).

Rücküberprüfung

Eine Rücküberprüfung fand kontinuierlich begleitend zu den einzelnen Schritten statt. Dies wurde sowohl anhand der Transkripte umgesetzt, bei Bedarf jedoch auch anhand der Tonband-Aufnahmen, um Besonderheiten der paraverbalen Kommunikation erkennen zu können. Zudem wurden die gebildeten Kategorien mit den Interviews verglichen, in dem Schritt, als die Forscherinnen die gebildeten Kategorien zur Ergebnisdarstellung ausformulierten.

Forschungsethische Aspekte 7

Alexandra Allmacher

Betreibt man wissenschaftliche Forschung, in die man Menschen miteinbezieht, so ist die Klärung ethischer Fragen unabdingbar, mit dem Ziel die Menschenwürde und die Rechte der Teilnehmenden zu wahren. Diese Fragen stellen sich zu allen Punkten des Forschungsprozesses und werden im Folgenden für die vorliegende Arbeit diskutiert (vgl. Flick, 2016, 63; Mayer, 2015, 61; Schnell, Heinritz, 2006, 17). Zugrunde gelegt werden dabei die acht forschungsethischen Prinzipien nach Schnell und Heinritz (vgl. 2006, 21–24) sowie der Ethikkodex Pflegeforschung der Deutschen Gesellschaft für Pflegewissenschaft (vgl. Stemmer, Bartholomeyczik, 2016, o. S.) unter Berücksichtigung weiterer aktueller, wissenschaftlicher Literatur.

1. Prinzip: Begründbarkeit und Relevanz

Das erste forschungsethische Prinzip nach Schnell und Heinritz (vgl. 2006, 21) fordert die Begründbarkeit, Relevanz und bisher fehlende Beantwortung der Fragestellung in der wissenschaftlichen Gemeinschaft (s. auch Flick, 2016, 62; Stemmer, Bartholomeyczik, 2016, o. S.).

Die Relevanz des Themas der Beziehung zwischen Gesundheits- und (Kinder-) krankenpflegenden und Auszubildenden für den Bereich der Pflegewissenschaft zeigt sich in Kapitel 2. Hier wurde dargelegt, dass der Beruf der Gesundheits- und (Kinder-) Krankenpflege von hoher aktueller und zukünftiger Bedeutung ist, Auszubildende und Gesundheits- und (Kinder-) Krankenpflegende in Beziehung zueinander treten und das Lernen im Fokus der Ausbildung steht, worauf die Gesundheits- und (Kinder-) Krankenpflegenden einen Einfluss haben. In Kapitel 4 legten die Forscherinnen die aktuelle Studienlage dar, in der erkannt wurde, dass durchaus Studien zu dem Lernen von Auszubildenden der Gesundheits- und (Kinder-) Krankenpflege am Lernort Praxis bestehen oder zu Belastungen am Lernort Praxis. Weiter bestehen Studien zu dem Erleben von Auszubildenden aus anderen beruflichen Bereichen. Eine Beantwortung der in Kapitel 5 aufgeführten

Forschungsfrage zu dem Erleben der Beziehung von Auszubildenden und Gesundheits- und (Kinder-) Krankenpflegenden) sowie der Auswirkung dieser Beziehung auf das Lernen besteht jedoch nicht.

Zudem dürfen keine Daten erhoben werden, deren Auswertung dann nicht weiter verfolgt wird (vgl. Schnell, Heinritz, 2006, 21; Stemmer, Bartholomeyczik, 2016, o. S.). Dies gewährleisten die Forschenden, da die Datenauswertung sowie deren Diskussion Teil dieser Arbeit darstellen.

Auch wenn durch eine Studie ein Erkenntnisgewinn erreicht wird, wovon in diesem Fall auszugehen ist, muss dieser jeweils gegen die möglichen Risiken abgewogen werden, wobei das Interesse der Forschenden niemals höher stehen darf, als das der Teilnehmenden (vgl. Flick, 2016, 62; Mayer, 2015, 61). Dies wird im vierten Prinzip näher diskutiert.

2. Prinzip: Transparenz für die Teilnehmenden und informed consent

Das zweite forschungsethische Prinzip nach Schnell und Heinritz (vgl. 2006, 22) fordert die Erläuterung des Ziels und der Absichten der Studie sowie der Mitwirkung der Teilnehmenden an der Studie (vgl. hierzu auch Flick, 2016, 63; Mayer, 2015, 62–64). Ergänzt wird dieses Prinzip hier, indem nach der umfassenden Information das freiwillige Einverständnis der Teilnehmenden gegeben wurde, um den informed consent der Teilnehmenden zu erreichen (vgl. Flick, 2016, 63; Stemmer, Bartholomeyczik, 2016, o. S.).

Das Ziel dieser Studie ist in Kapitel 5 näher erläutert. Im Rahmen dieser Studie wird das Erleben der Beziehung zwischen Gesundheits- und (Kinder-) Krankenpflegenden und Auszubildenden sowie deren Auswirkung auf das Lernen erfasst. Im Rahmen der Akquise wurden potentielle Teilnehmende zunächst über einen kurzen Informationsflyer gesucht. Potentielle Interessenten erhielten dann ein ausführliches Informationsschreiben, das sowohl die Relevanz des Themas, das Ziel der Studie und die Rolle der Teilnehmenden mit Angaben zu der Durchführung der Interviews (Ort, Zeitpunkt, ungefähre Dauer) als auch die Verpflichtung der Forscherinnen bezüglich der Wahrung der Persönlichkeitsrechte (Freiwilligkeit, Anonymität) der Teilnehmenden erläutert (vgl. Mayer, 2015, 62) . Die Forscherinnen richteten sich bei der Auswahl des Ortes und des Zeitpunktes der Interviews nach den Teilnehmenden, wobei auf einen neutralen Ort geachtet wurde. Zusätzlich bestand die Möglichkeit der mündlichen Nachfrage bei Unklarheiten. Dabei muss jeweils berücksichtigt werden, dass die Informationen in einer für die Interessenten verständlichen Art und Weise vermittelt werden und sich auf den „Wahrnehmungs-, Interpretations- und Wertehorizont der untersuchten Gruppe" (Hopf, 2015, 590) eingestellt wird. Da davon auszugehen ist, dass die Interessenten nicht über viel Wissen im Bereich Pflegewissenschaft und Pflegeforschung verfügen, wurde dies

7 Forschungsethische Aspekte

bei der Erstellung des Informationsflyers und des Informationsschreibens beachtet und auf wissenschaftliche Begriffe weitestgehend verzichtet. Es gilt außerdem zu berücksichtigen, dass eine zu ausführliche Information, das Verhalten der Teilnehmenden in eine bestimmte Richtung lenken kann (vgl. Hopf, 2015, 593; Mayer, 2015, 66). Da das Forschungsziel hier aber die Erfassung des subjektiven Erlebens der Auszubildenden der Gesundheits- und (Kinder-) Krankenpflege und der Gesundheits- und (Kinder-) Krankenpflegenden ist, besteht dieses Risiko für die hier dargelegte Arbeit nicht.

Die Interessenten erhielten zudem dann Zeit, sich für die Teilnahme an der Studie zu entscheiden, wobei hierbei keine Zeitvorgabe gemacht wurde, da die Teilnahme zu jeder Zeit, auch während der Durchführung des Interviews, zurückgezogen werden konnte. Die Teilnehmenden wurden darüber informiert, dass sie die Teilnahme zu jeder Zeit ohne Nachteile zurückziehen können (vgl. Mayer, 2015, 63; Stemmer, Bartholomeyczik, 2016, o. S.). Das Einverständnis der Teilnehmenden erfolgte schriftlich.

Eine informierte Einwilligung (informed consent) erfordert neben der ausreichenden Information und der freiwilligen Zustimmung der Teilnehmenden vor allem auch, dass die Teilnehmenden in der Lage sind, diese Zustimmung zu geben. Dies bedeutet, dass die Interessenten soweit informiert werden, dass sie in der Lage sind, ihre Rolle bei der Studie beurteilen zu können und mit angemessenen zeitlichem Abstand, sich für oder gegen die Teilnahme entscheiden können (vgl. Flick, 2016, 64; Stemmer, Bartholomeyczik, 2016, o. S.). Im Rahmen dieser Studie waren alle Teilnehmenden kognitiv in der Lage, ihre informierte Einwilligung zu geben. Allerdings haben sich die Forscherinnen entschieden, keine Personen zu befragen, die die Volljährigkeit noch nicht erreicht haben, da hier jeweils ein Einverständnis der Erziehungsberechtigten notwendig gewesen wäre. Das weitere Verfahren zur Information der Teilnehmenden wurde oben beschrieben.

Desweiteren ist es möglich, dass die Zustimmung zu einer Studie durch ein bestehendes Abhängigkeitsverhältnis insofern beeinflusst wird, dass die Personen seltener die Teilnahme ablehnen (vgl. Mayer, 2015, 64, 67). Es bestand im Rahmen dieser Studie keinerlei Abhängigkeitsverhältnis zwischen Teilnehmenden und Forscherinnen. Eine freiwillige Zustimmung wurde gewährleistet, ebenso war es den Teilnehmenden jederzeit möglich, diese Teilnahme zurückzuziehen, ohne dass ihnen hierbei Nachteile entstanden wären. Sowohl im Informationsschreiben, wie auch der Einverständniserklärung, wurden die Teilnehmenden auf diese Möglichkeit hingewiesen.

3. Prinzip: Transparenz des Vorgehens

Das dritte forschungsethische Prinzip nach Schnell und Heinritz (vgl. 2006, 21) fordert die Darlegung des methodischen Vorgehens unter Berücksichtigung des absoluten Verbotes von Forschungen, die Menschen quälen. Weiter gilt es hierzu beachten, dass die ausgewählte Methodik sowie alle weiteren Schritte des Forschungsprozesses nicht nur dargelegt und somit nachvollzogen werden können, sondern auch nach bestem Wissen ausgewählt werden und wissenschaftlich angemessen sind (vgl. Mayer, 2015, 61; Stemmer, Bartholomeyczik, 2016, o. S.).

Entsprechend der Fragestellung, nach dem Erleben der Beziehung zwischen Auszubildenden und Gesundheits- und (Kinder-) Krankenpflegenden, wurde ein qualitatives Vorgehen gewählt. Um dieses Erleben erfassen zu können, führten die Forscherinnen leitfadengestützte Interviews durch, die mittels der Zusammenfassenden Inhaltsanalyse ausgewertet wurden. Eine nähere Erläuterung und Begründung des methodischen Vorgehens ist in Kapitel 6 zu finden. Zudem können über diese Arbeit alle weiteren Schritte des Forschungsprozesses nachvollzogen werden.

4. Prinzip: Einschätzung von Folgen

Das vierte forschungsethische Prinzip nach Schnell und Heinritz (vgl. 2006, 21) fordert die Einschätzung möglicher ethisch relevanter Folgen für die Teilnehmenden, sowie ein Vorgehen bei Befragungen, in denen der Teilnehmende als Mensch wahrgenommen wird und entsprechend auf ihn eingegangen wird.

Negative Folgen, die durch diese Studie möglich sein konnten, werden im fünften Prinzip näher beleuchtet.

Ethisch relevante positive Folgen, die im Rahmen dieser Arbeit entstehen konnten, stellten für den einzelnen Teilnehmenden, die Möglichkeit des Zugehört-Bekommens und einer damit verbundenen Wertschätzung seines Erlebens dar.

Für die Gruppe der Auszubildenden sowie der Gesundheits- und (Kinder-) Krankenpflegenden ist eine mögliche positive Folge die Darstellung ihres Erlebens und ein daraus entstehender Erkenntnisgewinn.

Es stellte eine Selbstverständlichkeit für die Forscherinnen dar, den Teilnehmenden mit einer wertschätzenden Haltung gegenüber zu treten und ihre Bereitschaft, ihr eigenes Erleben zu teilen, anzuerkennen. Hierauf wurde in der Führung der Interviews geachtet, wobei die Forscherinnen in ihrer Rolle als Forscherinnen eine neutrale Haltung einnahmen.

5. Prinzip: Einschätzung möglicher Schäden

Das fünfte forschungsethische Prinzip nach Schnell und Heinritz (vgl. 2006, 21) fordert die Einschätzung möglicher Schäden durch die Forschung vor deren Durchführung. Dabei muss der Nutzen sorgfältig abgewogen werden, die Interessen der Forschenden dürfen nie höher sein, als die der Teilnehmenden (vgl. Mayer, 2015, 69; Stemmer, Bartholomeyczik, 2016, o. S.).

Ethisch relevante negative Folgen können im Rahmen der qualitativen Forschung insbesondere auch durch die Weitergabe von personenbezogenen Daten oder eine Veröffentlichung von unzureichend anonymisierten Inhalten entstehen. Dies verlangt zum einen den adäquate Umgang mit dem Datenmaterial, die vollständige Anonymisierung, aber auch die Überlegung inwieweit die Veröffentlichung von Informationen über Personen oder eine Gruppe von Menschen von diesen selbst als emotional verletzend empfunden wird (vgl. Hopf, 2016, 594–597; Flick, 2016, 66–67). Die Anonymisierung wird im achten Prinzip näher beleuchtet.

Lesen Teilnehmende Untersuchungsergebnisse, so besteht die Möglichkeit, dass sie sich diagnostiziert fühlen oder die Interpretation der Forschenden nicht teilen (vgl. Flick, 2016, 65). In dieser Studie soll das subjektive Erleben der Teilnehmenden dargestellt werden, und nicht die einzelne Person an sich psychologisch diagnostiziert werden. Des Weiteren kann es sein, dass die Teilnehmenden durch die Interviews an Situationen erinnert werden, die sie als Belastung erlebt haben und so ggf. erneut negative Emotionen entstehen (vgl. Flick, 2016, 65; Mayer, 2015, 69). Im Rahmen dieser Fragestellung ist es möglich, dass die Teilnehmenden Situationen im Rahmen der Beziehungsgestaltung erlebt haben, die sie als negativ empfunden haben. Das sechste Prinzip geht hier auf mögliche Maßnahmen der Prävention ein. Dennoch ist hier von keinem so großen Schaden für die Teilnehmenden auszugehen, dass eine Durchführung ethisch nicht vertretbar gewesen wäre.

6. Prinzip: Veranlassung von Präventionsmaßnahmen

Das sechste forschungsethische Prinzip nach Schnell und Heinritz (vgl. 2006, 21–22) fordert die Veranlassung von Präventionsmaßnahmen für erkannte mögliche Risiken. Kommt es zu Schäden, die nicht vorauszusehen sind, so gilt es, das Vorgehen sofort abzubrechen (vgl. Mayer, 2015, 70).

Die Forscherinnen waren sich darüber bewusst, dass es möglich gewesen wäre, dass Teilnehmende von Situationen berichten, die sie emotional berührten oder belasten. Die Forscherinnen waren dementsprechend während der Interviews achtsam, inwiefern die Emotionalität die Teilnehmenden belastet. Treten solche Situationen auf, wird das Interview beendet und die Interview-Situation verlassen. Die Kommunikation wird dann auf einer anderen – unterstützenden – Ebene stattfinden ohne den Fokus des Erkenntnisgewinnes. Den Interviewteilnehmenden werden bei Bedarf weitere Gespräche angeboten.

7. Prinzip: Wahrhaftigkeit der Forscherinnen

Das siebte forschungsethische Prinzip nach Schnell und Heinritz (vgl. 2006, 22) fordert die Wahrhaftigkeit der Forschenden über den Nutzen ihrer Forschung, insbesondere gegenüber den Teilnehmenden. Das Prinzip der Wahrhaftigkeit muss aber nicht nur gegenüber den Teilnehmenden, sondern während des gesamten Forschungsprozesses, insbesondere auch während der Datenauswertung gewährleistet werden. So dürfen keine Interviewausschnitte der Datenauswertung vorenthalten werden oder im Interesse der Forschenden ausgewertet werden (vgl. Mayer, 2015, 71).

Die Forscherinnen verpflichteten sich mit dieser Arbeit – verschriftlicht auch in der eidesstaatlichen Erklärung – nach bestem Wissen und Gewissen zu handeln und dem Prinzip der Wahrhaftigkeit treu zu sein. Insbesondere bei der Datenauswertung nahmen die Forscherinnen von eigenen gemachten Erfahrungen Abstand und achteten auf eine wahrheitsgetreue Auswertung. Dies konnte durch das gegenseitige Überprüfen der Forscherinnen weiter gewährleistet werden.

8. Prinzip: Einhaltung des Datenschutzes

Das achte forschungsethische Prinzip nach Schnell und Heinritz (vgl. 2006, 22) fordert die Beachtung der geltenden Datenschutzbestimmungen, die insbesondere auch in den §§ 4 und 40 des Bundesdatenschutzgesetzes festgelegt sind (vgl. hierzu auch Flick, 2016, 65–67; Mayer, 2015, 68–69; Stemmer, Bartholomeyczik, 2016, o. S.).

Den Teilnehmenden dieser Studie wurde die Anonymität und der vertrauensvolle Umgang mit ihren Daten sowohl mündlich (während des Informationsgespräches und direkt vor dem Interview), wie auch schriftlich (im Informationsschreiben und der Einverständniserklärung) zugesichert (vgl. Mayer, 2015, 68). Die Forscherinnen achteten bei der Speicherung der Interviewdateien darauf, dass keine fremden Personen hierauf einen Zugang haben. Zudem wurden die Dateien nach Beendigung der Studie vollständig gelöscht. Es fand eine vollständige Anonymisierung statt, so dass keinerlei Rückschlüsse auf einzelne Personen oder die jeweiligen Krankenhäuser möglich ist. Aus diesem Grund wurden zum Teil auch spezifische Informationen bezüglich eines Fachbereiches anonymisiert, um zu gewährleisten, dass Personen, die in demselben Setting arbeiten, nicht Teilnehmende erkennen können, insbesondere auch bei der Auswahl von Zitaten (vgl. Flick, 2016, 65–66; Mayer, 2015, 68–69; Stemmer, Bartholomeyczik, o. S.). Dabei gilt es zu beachten, dass bei der Anonymisierung von Informationen, der Informationsgehalt für die Fragestellung nicht verschleiert werden sollte. Diese Problematik bestand bei der vorliegenden Fragestellung nicht, da im Forschungsinteresse jeweils das subjektive Erleben steht. Des Weiteren hielten sich die Forscherinnen daran, nicht mit Außenstehenden über Informationen aus den Interviews zu sprechen, sondern diese alleine dem wissenschaftlichen Erkenntnisgewinn zukommen zu lassen (vgl. Hopf, 2015, 596–597; Mayer, 2015, 68–69). Schwierigkeiten hätten sich ergeben können, wenn Teilnehmende so schwerwiegende Situationen berichten (z. B. Übergriffe oder Mobbing), dass ein Intervenieren der Forscherinnen geboten gewesen wäre. Hier hätte das weitere Gespräch gesucht werden müssen. Falls die Teilnehmenden in den Interviews für die Fragestellung relevante Aspekte berichtet hätten, sie im Nachhinein aber wünschen, dass diese Aspekte – auch in anonymisierter Form – nicht verwendet werden, so wären die Forscherinnen dem bedingungslos gefolgt (vgl. Mayer, 2015, 69).

Rollendiffusion

Es kann bei gewissen Fragestellung der Pflegeforschung zu Rollendiffusionen der Forschenden kommen, die es zu reflektieren gilt. Die Rollen zwischen Forschenden und Gesundheits- und (Kinder-) Krankenpflegenden müssen klar getrennt werden (vgl. Flick, 2016, 67; Stemmer, Bartholomeyczik, 2016, o. S.).

Im Zusammenhang mit dieser Studie war eine Rollendiffusion der Autorinnen in ihren Rollen als Forscherinnen und Pädagoginnen möglich. Die Forscherinnen waren sich über diese Möglichkeit bewusst und gingen in das Interview mit einer neutralen, wertschätzenden Haltung, in der Rolle der Forschenden, mit dem Ziel des Erkenntnisgewinnes über das subjektive Erleben der Beziehung zwischen Auszubildenden und Gesundheits- und (Kinder-) Krankenpflegenden. Aufgabe der Forscherinnen war es in den Interviews nicht, mögliche Konflikte am Lernort Praxis zu bearbeiten oder aufzulösen, daher war eine neutrale Haltung notwendig. Wäre von Interviewteilnehmenden die Meinung der Forscherinnen oder ein Intervenieren gefordert gewesen, müssten diese sich zunächst distanzieren. Hätten die Forschenden jedoch solch gravierende Erlebnisse erfahren, die ein Intervenieren erforderten, müssten sie die Rolle der Forscherinnen verlassen und den Erkenntnisgewinn zurückstellen. Die Teilnehmenden könnten dann unterstützt werden, weitere Personen hinzuzuziehen, da die Forscherinnen aufgrund ihrer Qualifikation und Position als externe Person, sehr wahrscheinlich nicht hätten weiter helfen können.

Die Forscherinnen sichern hiermit zudem zu, dass sie keinerlei Zuwendungen von externen Personen erhalten oder Verpflichtungen gegenüber anderen Personen oder Institutionen eingegangen sind (vgl. Stemmer, Bartholomeyczik, 2016, o. S.)

Vulnerabilität der Teilnehmenden

Vulnerable Personengruppen dürfen nicht von Forschung ausgegrenzt werden, bedürfen aber eines besonderen Schutzes. Daher sind Forschende dazu verpflichtet, die mögliche Vulnerabilität der Teilnehmenden zu reflektieren, die Teilnahme von vulnerablen Personengruppen ethisch zu begründen und ggf. Präventionsmaßnahmen zu ergreifen (vgl. Mayer, 2015, 71; Stemmer, Bartholomeyczik, 2016, o. S.). Im „Ethikkodex Pflegeforschung der Deutschen Gesellschaft für Pflegewissenschaft" werden vulnerable Personengruppen wie folgt definiert: „Als vulnerabel sind Personen zu bezeichnen, deren Selbstbestimmtheit durch besondere Lebensumstände, ihre gesundheitliche Situation, ihr Alter, ihre kognitiven Möglichkeiten leicht eingeschränkt werden können oder bereits eingeschränkt ist" (Stemmer, Bartholomeyczik, 2016, o. S.). Besondere Lebensumstände können beispielsweise eine bestehende große Abhängigkeit sein (vgl. Mayer, 2015, 71). Bei den Teilnehmenden dieser Studie lagen in keinem der genannten Bereiche Einschränkungen vor, so dass nicht von einer vulnerablen Personengruppe zu sprechen ist. Aus diesem Grund wurde auch keine Prüfung einer Ethikkommission veranlasst.

Darstellung der Gütekriterien 8

In diesem Kapitel wird nun die Umsetzung der Gütekriterien erläutert und diskutiert. Im Gegensatz zur quantitativen Forschung – in der Konsens über die Gütekriterien besteht – findet man in der qualitativen Forschung verschiedene Richtungen. Die Forscherinnen orientierten sich hierbei an den Ausführungen von Steinke (2015). Der Phänomenologie entsprechend werden die von Steinke empfohlenen Kriterien intersubjektive Nachvollziehbarkeit, Indikation des Forschungsprozesses, Limitation und reflektierte Subjektivität dargestellt.

8.1 Intersubjektive Nachvollziehbarkeit

Alexandra Allmacher

Die Diskussion der intersubjektiven Nachvollziehbarkeit soll es ermöglichen, den Forschungsprozess nachzuvollziehen und so bewerten zu können. Steinke benennt hierbei drei Aspekte, die im Folgenden näher beleuchtet werden: die Dokumentation des Forschungsprozesses, die Interpretation in Gruppen und die Anwendung kodifizierter Verfahren (vgl. Steinke, 1990, 207–215).

Die Dokumentation des Forschungsprozesses

Im Rahmen der beruflichen Erfahrung der Forscherinnen im Bereich der Pflegepädagogik wurde die Erfahrung gemacht, dass die Beziehung zwischen Auszubildenden und Gesundheits- und (Kinder-) Krankenpflegenden oftmals angespannt ist. Dies konnte sowohl im Rahmen von Praxisbegleitungen beobachtet werden wie auch Berichten von Auszubildenden oder Gesundheits- und (Kinder-) Krankenpflegenden entnommen werden. Bereits zu Beginn des Forschungsprozesses wurden diese Wahrnehmungen offen gelegt und klar kommuniziert. Er herrschte

Einigkeit darüber, dass diese Wahrnehmung individuell ist, durch vielfältige Faktoren beeinflusst wird und oftmals vermehrt negative Aspekte wahrgenommen oder kommuniziert werden, so dass diese Beobachtungen unter keinen Umständen zu pauschalisieren sind.

Wie in Kapitel 6.1 erläutert, erforderte die fehlende deutsche Studienlage sowie die Fragestellung nach dem Erleben der Beziehung zwischen Auszubildenden und Gesundheits- und (Kinder-) Krankenpflegenden ein qualitatives Vorgehen. Im Verlauf des Forschungsprozesses war keine Veränderung der Methodologie oder Methode indiziert. Kapitel 6.3 beschreibt die Auswahl der Stichprobe, sowie das konkrete Vorgehen der Akquise der Teilnehmenden. Mittels des ersten Interviews wurde die Angemessenheit des Leitfadens überprüft und konnte bestätigt werden. Das Vorgehen der Datenerhebung wurde in Kapitel 6.2 beschrieben. Alle zwölf Interviews wurden nach vorab festgelegten Transkriptionsregeln transkribiert. Diese sind in Kapitel 6.4 näher erläutert. Kapitel 6.5 beinhaltet die Darlegung der methodischen Auswertung der Daten. Hierbei wurde sich nach dem Vorgehen der zusammenfassenden Inhaltsanalyse nach Mayring gerichtet. Ethische Überlegungen wurden im Kapitel 7 aufgeführt. Im Verlauf des Forschungsprozesses entstanden keine weiteren Schwierigkeiten. Entscheidungen zwischen den beiden Forscherinnen, wie die Verwendung von Excel und der Verzicht auf andere Programme, wie Maxqda, wurden dargelegt.

Interpretation in Gruppen

Insbesondere die Interpretation in Gruppen ermöglicht eine Intersubjektivität (vgl. Steinke, 2015, 326). Wie in Kapitel 6.5 dargelegt, fand die Interpretation der Ergebnisse ab dem fünften Schritt der Datenauswertung nach Mayring gemeinsam durch die Forscherinnen statt. Begleitet wurde der gesamte Forschungsprozess kontinuierlich durch eine kommunikative Validierung des Vorgehens durch Prof. Dr. Stappen, sowie einmalig durch eine gezielte Rücksprache und Diskussion mit anderen Studierenden des Fachbereichs im Rahmen der Methodenwerkstatt des Semesters.

Anwendung kodifizierter Verfahren

Die Forscherinnen hielten sich an zuvor festgelegte Transkriptionsregeln. Bei der Datenauswertung wurde nach den Schritten von Mayring vorgegangen. So ist (trotz der nötigen Offenheit qualitativer Forschung) eine Systematik gewährleistet, die einer Willkürlichkeit vorbeugen und den das Bewerten des Vorgehens der Forscherinnen ermöglichen soll (vgl. Steinke, 2015, 326). Die einzelnen Schritte der Zusammenfassenden Inhaltsanalyse nach Mayring wurden in Kapitel 6.5 beschrieben.

8.2 Indikation des Forschungsprozesses

Alexandra Allmacher

Nach Steinke (vgl. 2015, 326) stellt die Indikation des Forschungsprozesses und somit die Angemessenheit des gesamten Forschungsprozesses ein Kriterium qualitativer Forschung dar. Dieser Anspruch wird im Folgenden entlang des Forschungsprozesses beleuchtet.

Die Wahl eines qualitativen Vorgehens wurde in Kapitel 6.1 begründet. Sowohl die Fragestellung hinsichtlich des Erlebens Auszubildender und Gesundheits- und (Kinder-) Krankenpflegender, wie auch die hierzu fehlende Studienlage in Deutschland, verdeutlichen die Angemessenheit des qualitativen Vorgehens. Ziel hierbei war es nicht, Repräsentativität zu erzeugen, sondern erste explorative Einblicke in das Erleben der Auszubildenden und Gesundheits- und (Kinder-) Krankenpflegenden zu erlangen. Die Wahl des leitfadenorientierten Interviews ermöglichte es, sowohl das Erleben zu repräsentieren, als auch die notwendige Offenheit zu gewährleisten, damit die Teilnehmenden ihre Perspektive darstellen können. Dies führte dazu, dass „Irritationen des Vorverständnis der Forscher" (Steinke, 2015, 327) möglich wurden, was sich auch darin zeigt, dass durchaus widersprüchliches Erleben dargestellt wurde. Wie in Kapitel 6.4 dargelegt, wurde bei der Wahl der Transkriptionsregeln auf die Transkription des Dialektes zugunsten einer besseren Lesbarkeit verzichtet, da dieser keine Relevanz für die Forschungsfrage aufweist. Sprachliche Betonungen oder Pausen wurden allerdings berücksichtigt, da sie Hinweise, auf beispielsweise besondere Situationen, geben konnten. Die Angemessenheit der Auswahl der Teilnehmenden (Kapitel 6.3) begründet sich darin, dass so diejenigen Teilnehmenden identifiziert wurden, die ausreichend Erfahrung mit der zu untersuchenden Fragestellung aufwiesen, aber auch eine notwenige Offenheit gewährleistet wurde, um das Ergebnis nicht in eine Richtung zu beeinflussen. Die Wahl der Methoden der Datenerhebung und Datenauswertung richtete sich aufgrund der Fragestellung entsprechend in dem Bereich der qualitativen Forschung. Die näheren Begründungen hierzu finden sich in den Kapiteln 6.2 und 6.5. Die Methode der Datenerhebung und der Datenauswertung wurden aufeinander abgestimmt und entsprachen dem Vorgehen im Rahmen der Phänomenologie (nähere Begründung in Kapitel 6.1). Die in diesem Kapitel aufgeführten Gütekriterien entsprechen sowohl dem allgemeinen qualitativen Vorgehen, wie auch dem spezifisch phänomenologischen. Wie zu Beginn erläutert, war das Ziel hierbei subjektive Nachvollziehbarkeit zu erzeugen, da eine Überprüfbarkeit, wie sie in der quantitativen Forschung möglich ist, hier a priori nicht möglich ist. Die in diesem Forschungsbericht dargelegten

Erläuterungen ermöglichen es den Forschungsprozess mit seinen Schwierigkeiten sowie die Ergebnisse nachzuvollziehen.

8.3 Limitation

Eva Stähling

Nach Steinke (vgl. 1999, 228) bedeutet Limitation, soweit als möglich, Verallgemeinerungen anzustreben und die Grenzen der Gültigkeit, d. h. der Verallgemeinerbarkeit herauszufinden und zu prüfen, um zu wissen, ob die Schlussfolgerungen einer Studie umfassende Bedeutung haben. Da aufgrund eines angemessenen Rahmens, eine Masterthesis zu schreiben bzw. im Rahmen derer eine Studie durchzuführen, eine Datensättigung, die dann gegeben ist, wenn sich durch weitere Testpersonen keine neuen Informationen mehr ergeben, nicht geprüft werden konnte, kann zum jetzigen Zeitpunkt von einer Verallgemeinerbarkeit der Daten nur ausgegangen werden, wenn die selben Rahmenbedingungen, unter denen die Datenerhebung stattfand, vorliegen. Dazu reflektierten die Forscherinnen, entsprechend Steinke (1999, 228), welche Bedingungen minimal erfüllt sein müssen, damit das im Ergebnis beschriebene Phänomen (s. Kapitel 9) auftritt, um so auf den Geltungsbereich der Ergebnisse zu schließen. Hierzu orientierten sich die Forscherinnen an dem von Steinke (1999, 228) empfohlenen Instrument der präzisen Beschreibung der Kontexte. Dementsprechend kann von einer Verallgemeinerbarkeit, der in dieser Studie vorliegenden Daten, nur ausgegangen werden, wenn die in der folgenden Abbildung aufgeführten (Rahmen-) Bedingungen, die gleichzeitig die Limitation der Studie ausmachen, vorliegen:

Beschreibung des Kontextes	
Merkmale der Interviewten	
Examinierte	**Auszubildende**
• s. Merkmale der Stichprobe (Kapitel 6)	• - s. Merkmale der Stichprobe (Kapitel 6)
Ort, auf den sich das Erleben gründet	
Examinierte	**Auszubildende**
• ein Allgemeinkrankenhaus der Regelversorgung in ländlicher Gegend (außerhalb von Ballungsgebieten); • ein Allgemeinkrankenhaus innerhalb eines Ballungsgebietes • ein pädiatrisches Krankenhaus innerhalb eines Ballungsgebietes • Erleben gründet sich auf die Fachbereiche Pädiatrie und auf die Fachbereiche Innere Medizin, Chirurgie, Psychiatrie, Intensivpflege und Gynäkologie der Erwachsenenversorgung	• ein Allgemeinkrankenhaus der Regelversorgung in ländlicher Gegend (außerhalb von Ballungsgebieten); • Erleben gründet sich auf die Fachbereiche Innere Medizin, Chirurgie, Psychiatrie und Gynäkologie der Erwachsenenversorgung
Rahmenbedingungen der Datenerhebung	
• leitfadengestützte Einzelinterviews im face-to-face-Kontakt • außerhalb der Krankenhäuser	

Abb. 2 Beschreibung des Kontextes

8.4 Reflektierte Subjektivität

Eva Stähling

Das Kriterium reflektierte Subjektivität steht dafür, inwiefern in qualitativer Forschung die Integration der Subjektivität des Forschers reflektiert erfolgt. Zur Sicherung und Prüfung dieses Kriteriums orientierten sich die Forscherinnen an den vier von Steinke (vgl. 2015, 331) empfohlenen Wegen, die im Folgenden, bezogen auf den Forschungsprozess, erläutert werden:

Wird der Forschungsprozess durch Selbstbeobachtung begleitet?

Selbstbeobachtung in den Forschungsprozess zu integrieren, bedeutet nach Steinke (vgl. 1999, 233) Irritationen, Ängste und Verunsicherungen, die beim Forschenden gegenüber dem Untersuchungsphänomen bzw. dem Informanten auftreten, wahrzunehmen. So reflektierten die Forscherinnen schon zu Beginn des Forschungsprozesses ihr eigenes Erkenntnisinteresse, sowie ihre eigens gemachten Erfahrungen in der praktischen Ausbildung von Auszubildenden der Gesundheits- und (Kinder-) Krankenpflege und nahmen bereits bestehende Vorkenntnisse und Annahmen zur Beziehung von Auszubildenden und Gesundheits- und (Kinder-) Krankenpflegenden im klinischen Kontext wahr. Diese Wahrnehmung kommunizierten die Forscherinnen offen miteinander, um sich dann gezielt von diesen und den Erkenntnissen der Literaturrecherche wieder zu distanzieren. Vorannahmen wurden auf diese Weise bewusst transzendiert, um die Wirklichkeit der Auszubildenden und der Gesundheits- und (Kinder-) Krankenpflegenden erfassen zu können. Unsicherheit hinsichtlich der Datenerhebung bestand dahingehend, dass sich nicht ausreichend Interessenten zur Mitwirkung an der Studie melden könnten. Außerdem hatten die Forscherinnen Bedenken, dass sie, aufgrund geringer Erfahrung in der Rolle als Interviewerin überfordert sein könnten und, dass die daraus resultierende Nervosität, den Beziehungsaufbau zu den Informanten / Informantinnen und damit den Verlauf des Interviews negativ beeinflussen könnte. Alle Bedenken und Unsicherheiten wurden von den Forscherinnen offen kommuniziert und reflektiert, so dass die Forscherinnen sich auf die für sie neue und fremde Situation einlassen konnten. Während der Datenauswertung ergaben sich bei den Forscherinnen Bedenken vor Fehlinterpretationen, die das Ergebnis der Studie verzerren könnten. Durch die zeitlich und örtlich enge Zusammenarbeit und den regelmäßigen kommunikativen Austausch der Forscherinnen untereinander, konnte den Bedenken begegnet werden und Fehlinterpretationen wurden vermieden.

Werden persönliche Voraussetzungen für die Erforschung des Untersuchungsgegenstandes reflektiert?
Verwendete Methoden und das Untersuchungsphänomen sollten nach Steinke (vgl. 1999, 233) zur Person des Forschers passen und er sollte bereits vor dem Feldeinstieg prüfen, ob er über die Kompetenzen verfügt, die notwendig sind, um sich auf andere Lebensbereiche einzulassen und, um an und mit der eigenen Subjektivität zu arbeiten.

Die Forscherinnen verfügten aufgrund absolvierter Bachelor- und Diplom-Studiengänge und der Studieninhalte im Masterstudiengang zum einen über theoretische Kenntnisse der Pflegeforschung. Zum anderen führten bereits beide Forscherinnen im Rahmen eines Forschungsprojektes im Masterstudiengang eine qualitative Studie durch. In diesem Zusammenhang erhoben beide Forscherinnen die Daten mittels leitfadengestützter Interviews. Trotzdem erlebten die Forscherinnen die Planung und Durchführung der Studie und besonders die Durchführung der Interviews als Herausforderung. Dahin gehende Unsicherheiten kommunizierten die Forscherinnen offen miteinander. Dank der kontinuierlichen Begleitung und Unterstützung durch Frau Prof. Dr. Stappen, der offenen, motivierten und interessierten Haltung

8.4 Reflektierte Subjektivität

der Forscherinnen selbst und dem beständigen kommunikativen Austausch in der Studiengruppe innerhalb des Seminars „Methodenwerkstatt" (Seminar zur Reflexion der Prozesse einer wissenschaftlichen Arbeit unter Integration theoretischer Grundlagen und empirischer Methoden) konnte der Herausforderung mit dem Gefühl, auf die Interviews gut vorbereitet zu sein, begegnet werden. Ferner erwies sich bei der Durchführung der Interviews der Leitfaden (s. 6.2 und Anhang) als eine hilfreiche Unterstützung und Ergänzung zu den theoretisch erworbenen Kompetenzen. Wichtige Voraussetzungen, die ein Interviewer nach Mayer (vgl. 2015, 223) zum Führen von Interwies mitbringen muss, wie z. B. die Fähigkeit das Gespräch zu führen und die Freude an Gesprächen mit und an Kontakten zu anderen Menschen, sahen die Forscherinnen bei sich selbst als gegeben an und konnten somit die gewählte Methode als zu sich passend erfahren.

Besteht eine Vertrauensbeziehung zwischen Forscher und Informant als Voraussetzung für die Erhebung von kultur- und gegenstandsangemessenen Daten?

Nach Steinke (vgl. 1999, 236) ist es von einem gelungenen Beziehungsaufbau abhängig, ob der Informant / die Informantin Vertrauen, Aufrichtigkeit und Offenheit gegenüber dem Forscher / der Forscherin entwickelt und damit dem Forscher / der Forscherin ermöglicht, an das interessierende Phänomen, hier also an das Erleben der Beziehung von Gesundheits- und (Kinder-) Krankenpflegenden und Auszubildenden, „näher" heranzukommen. Um zum Beziehungsaufbau beizutragen, stellten die Forscherinnen den Interviewten eine freiwillige Teilnahme am Interview sicher und garantierten, dass aus der Teilnahme am Interview keine Vor- oder Nachteile entstehen werden. Zusätzlich wurde eine Anonymisierung der Daten versichert und den Interviewten das Recht eingeräumt, vor, während und nach dem Interview Fragen stellen zu können und das Interview auch jeder Zeit abbrechen zu dürfen. Außerdem wurde Ort und Zeit der Interviewdurchführung im Interesse der Interviewten festgelegt, ein ruhiger, störungsfreier, nicht einsehbarer Raum außerhalb der Krankenhäuser vereinbart und den Interviewten interessiert, respektvoll und wertschätzend gegenüber getreten. Dementsprechend erlebten die Forscherinnen eine Vertrauensbeziehung, die ein offenes, ungehemmtes und wahrheitsgetreues Mitteilen der Teilnehmenden ermöglichte.

Erfolgen Reflexionen während des Feldeinstiegs?

Die Reflexion während des Feldeinstiegs stellt ein Kriterium qualitativer Forschung dar, das nach Steinke (vgl. 2015, 331) aufgetretene Unbehaglichkeiten und Irritationen während des Feldeinstiegs beleuchten soll. Die Forscherinnen nahmen Irritationen bezüglich der Teilnehmerakquise wahr, da sie aufgrund der Akquise an der Katholischen Hochschule Mainz und der angeschriebenen Krankenhäuser keinerlei Resonanz erfahren konnten. Während der Gate-Keeperin ein umgehendes Interesse an der Studie mitgeteilt wurde. Insgesamt meldeten sich mehr Interessentinnen als für die Datengewinnung nötig waren. Ob das so deutlich signalisierte Interesse der Gesundheits- und (Kinder) Krankenpflegenden und Auszubildenden, an der Studie mitwirken zu wollen, auf die berufliche Nähe der Gate-Keeperin zurückzuführen ist oder, ob hier ein bestimmtes (persönliches) Interesse an der Thematik verfolgt wurde, ist für die Forscherinnen, auch nach der Reflexion, nicht zu beantworten. Die Forscherinnen reflektierten, dass die berufliche Nähe der Gate-Keeperin zum einen ein Vorteil im Rahmen der Teilnehmerakquise gewesen sein könnte. Zum anderen könnte dies aber auch, wenn sich die Interessenten rein aus der persönlichen Nähe und der Verpflichtung der Gate-Keeperin gegenüber gemeldet haben, ein Nachteil im Sinn der „sozialen Erwünschtheit" gewesen sein. Die damit verbundene Motivation der Interviewten, könnte somit zu einer Beeinflussung bei der Beschreibung des Erlebens geführt haben,

Darstellung der Ergebnisse 9

Im Folgenden werden die Kategorien, die durch die Datenauswertung nach Mayring gewonnen werden konnten, dargestellt. Diese Darstellung erfolgt getrennt nach Gesundheits- und (Kinder-) Krankenpflegenden und Auszubildenden.

9.1 Interviews der Gesundheits- und (Kinder-) Krankenpflegenden

Alexandra Allmacher

Das Erleben der Gesundheits- und (Kinder-) Krankenpflegenden der Beziehung zu den Auszubildenden sowie deren Auswirkung auf das Lernen der Auszubildenden konnte in den folgenden insgesamt vierzehn Kategorien dargestellt werden:

- Gesundheits- und (Kinder-) Krankenpflegende erleben die Beziehung zu Auszubildenden in Abhängigkeit von deren Interesse und Engagement.
- Gesundheits- und (Kinder-) Krankenpflegende erleben in der Beziehung zu Auszubildenden das Geben und das Erhalten von Feedback.
- Gesundheits- und (Kinder-) Krankenpflegende erleben in der Beziehung zu Auszubildenden deren Überforderung.
- Gesundheits- und (Kinder-) Krankenpflegende erleben in der Beziehung zu Auszubildenden eigene Belastungen.
- Gesundheits- und (Kinder-) Krankenpflegende erleben in der Beziehung zu Auszubildenden Unterschiede im Umgang miteinander.
- Gesundheits- und (Kinder-) Krankenpflegende erleben Auszubildende als Ressource.

- Gesundheits- und (Kinder-) Krankenpflegende erleben die eigene Rolle als Lernbegleitende für die Auszubildenden als notwendig.
- Gesundheits- und (Kinder-) Krankenpflegenden erleben in der Beziehung zu Auszubildenden eine Verantwortungsübertragung.
- Gesundheits- und (Kinder-) Krankenpflegende erleben sich in einer Fürsorgerolle gegenüber Auszubildenden.
- Gesundheits- und (Kinder-) Krankenpflegende erleben in der Beziehung zu Auszubildenden unterschiedliche Persönlichkeiten.
- Gesundheits- und (Kinder-) Krankenpflegende erleben in der Beziehung eine Zusammenarbeit.
- In der Beziehung zwischen Gesundheits- und (Kinder-) Krankenpflegenden wird ein unterschiedliches Verständnis der „Auszubildenden-Rolle" erlebt.
- Gesundheits- und (Kinder-) Krankenpflegende erfahren und vermitteln Wertschätzung in der Beziehung zu Auszubildenden.
- Gesundheits- und (Kinder-) Krankenpflegende erleben die Beziehung zu Auszubildenden unter dem Einfluss von Rahmenbedingungen und der Atmosphäre auf Station.

Gesundheits- und (Kinder-) Krankenpflegende erleben die Beziehung zu Auszubildenden in Abhängigkeit von deren Interesse und Engagement.

Das Interesse und Engagement der Auszubildenden hat einen großen Einfluss auf das Erleben der Beziehung der Gesundheits- und (Kinder-) Kinderkrankenpflegenden zu den Auszubildenden. Sie erleben sowohl interessierte und engagierte Auszubildende, wie auch weniger interessierte und engagierte Auszubildende.

Sie erleben Interesse von Auszubildenden als positiv und berichten, dass die Zusammenarbeit mit Auszubildenden ihnen dann Spaß bereitet. Dabei ist es ihnen wichtig, dass die Auszubildenden nicht nur Interesse an medizinischen Aspekten haben, sondern vor allem auch an dem Patienten selbst.

„Das ist, finde ich, immer eine sehr schöne Situation und wie gesagt dieses, dass die Schülerinnen und Schülern sich den Patienten auch zuwenden und keine Angst davor haben, ins Zimmer reinzugehen, sondern auch wirklich Interesse an dem Menschen haben, der da auf Station liegt" (I 1, Z 45–49).

Gesundheits- und (Kinder-) Krankenpflegende erleben es auch als positiv, wenn die Auszubildenden nicht nur Interesse an der eigenen Patientengruppe zeigen, sondern insgesamt Interesse an Lernmöglichkeiten auf der Station.

9.1 Interviews der Gesundheits- und (Kinder-) Krankenpflegenden

Zudem berichten sie, dass sie es als positiv erleben, wenn Auszubildende mitdenken, das Handeln der Gesundheits- und (Kinder-) Krankenpflegende kritisch hinterfragen und den Sinn von Handlungen verstehen wollen. Wirken die Auszubildenden interessiert, so haben die Gesundheits- und (Kinder-) Krankenpflegenden eine größere Motivation an der Vermittlung von Wissen und entwickeln eher Vertrauen in der Delegation von Aufgaben zu ihnen, während sie bei anderen – weniger interessiert wirkenden Auszubildenden – vorsichtiger sind. Sie berichten, dass sie selbst Interesse an den Auszubildenden als Mensch haben, mit ihren individuellen Erlebnissen und ihrer Motivation und somit an dem Beziehungsaufbau. Besteht sowohl von der Seite der Auszubildenden, wie auch den Gesundheits- und (Kinder-) Krankenpflegenden ein gegenseitiges Interesse, so wird das Miteinander als schön erlebt und eine Beziehung aufgebaut.

Zeigen Auszubildende kein Interesse, so berichten die Gesundheits- und (Kinder-) Krankenpflegenden, dass sie dann ebenfalls kein Interesse an dem Beziehungsaufbau und dem Lernerfolg der Auszubildenden haben. Bei ihnen entsteht das Gefühl, dass sie den Lernprozess einseitig steuern müssen und sie haben Sorge, dass diese, durch den geringeren Lernerfolg, als examinierte Gesundheits- und (Kinder-) Krankenpflegende weniger kompetent sind. Neben dem Lernerfolg, der durch das Interesse der Auszubildenden erreicht werden kann, erleben die Gesundheits- und (Kinder-) Krankenpflegenden das Interesse der Auszubildenden als sehr wichtig, da es die Einstellung zu dem Beruf widerspiegelt.

„Ja, da finde ich es dann eher schade, weil ich dann das Gefühl habe, die Person steht vielleicht nicht hundertprozentig hinter der Ausbildung oder auch hinter dem Beruf und ähm, zeigt wenig Interesse und da habe ich dann auch manchmal Angst, dass, wenn sie dann mal später Krankenschwester ist, dass sie nicht Interesse oder Respekt den Patienten gegenüber bringt und ähm, ja und auch, ja, ja da habe ich dann das Gefühl, ich muss ständig von mir aus Sachen sagen und versuchen, ihr beizubringen, aber es kommt gar nicht so, dass sie das einfordert" (I 12, Z 66–73).

Sie schlussfolgern, dass mangelndes Interesse in Fehlern der Erziehung verursacht ist. Sie betonen aber auch, dass es gilt, Desinteresse von Auszubildenden kritisch zu hinterfragen und nicht die Auszubildenden sofort als desinteressiert abzustempeln, da Gründe wie Schüchternheit zugrunde liegen können.

Sie sehen es ebenso als positiv, wenn die Auszubildenden engagiert sind, was sich beispielsweise darin zeigt, dass Auszubildende einfordern, dass ihnen etwas gezeigt wird, und ihnen macht die Zusammenarbeit mit den Auszubildenden dann Spaß. Sie schlussfolgern, dass engagiert wirkende Auszubildende Spaß an der Arbeit auf ihrer Station haben. Auch ein Engagement gegenüber den Patienten wird als positiv erlebt, aber auch von den Gesundheits- und (Kinder-) Krankenpflegenden erwartet. Fordern die Auszubildenden Wissen von den Gesundheits- und (Kinder-) Krankenpflegenden ein, so erleben diese es auch deshalb als positiv, weil sie es als Interesse an dem Beruf interpretieren. Auch anhand der Vorbereitungen auf den Stationseinsatz erleben die Gesundheits- und (Kinder-) Krankenpflegenden ein unterschiedliches Engagement der Auszubildenden. Die Gesundheits- und (Kinder-) Krankenpflegenden wünschen sich eine Vorbereitung der Auszubildenden und erleben es als negativ, wenn sie eine fehlende Vorbereitung auf den Stationseinsatz, sowie mangelnde Fachkenntnis bei den Auszubildenden feststellen. Zudem erwarten sie, dass die Auszubildenden ihr Engagement durch Nachfragen bei Unklarheiten zeigen oder bei der Übergabe mitschreiben.

Des Weiteren erleben Gesundheits- und (Kinder-) Krankenpflegende auch, dass Auszubildende später kommen oder früher gehen wollen, so dass der Eindruck entsteht, dass sie die Zeit auf der Station abkürzen wollen und kein Interesse an einem Beziehungsaufbau haben.

Gesundheits- und (Kinder-) Krankenpflegende erwarten, dass die Auszubildenden auch dann motiviert sind, wenn der jeweilige Fachbereich ihnen nicht unbedingt liegt und bewerten dies in den Beurteilungen wohlwollend. Die Gesundheits- und (Kinder-) Krankenpflegenden berichten, dass ihnen vor allem sehr engagierte Auszubildende im Gedächtnis geblieben sind, sie aber auch Auszubildende erlebt haben, die kein Engagement aufzeigen. Sie berichten aber, dass sie tendenziell eher positive Erfahrungen machen, da die Auszubildenden ein Interesse an der Ausbildung haben.

Gesundheits- und (Kinder-) Krankenpflegende erleben in der Beziehung zu Auszubildenden das Geben und das Erhalten von Feedback.

In der Beziehung zu Auszubildenden geben Gesundheits- und (Kinder-) Krankenpflegenden den Auszubildenden Feedback, erhalten aber auch von diesen ein Feedback. Sie erleben es als positiv, wenn Auszubildende Feedback einfordern. Gesundheits- und (Kinder-) Krankenpflegende schlussfolgern, dass eine stimmige Beziehung zwischen ihnen und den Auszubildenden besteht, wenn diese Feedback geben. Dadurch gelangen auch Theorie-Praxis-Differenzen ans Licht. Durch das Feedback der Auszubildenden werden die Gesundheits- und (Kinder-) Krankenpflegenden auch mit eigenen Fehlern konfrontiert, was allerdings vor allem bei einem guten Verhältnis zu den Auszubildenden erfolgt und zudem von den Gesundheits- und (Kinder-) Krankenpflegenden eine gewisse Offenheit verlangt. Besteht keine eigene Offenheit gegenüber Feedback bei Gesundheits- und

9.1 Interviews der Gesundheits- und (Kinder-) Krankenpflegenden

(Kinder-) Krankenpflegenden, so empfehlen die Teilnehmenden, dass diese nicht mit Auszubildenden zusammen arbeiten, da dann die Zusammenarbeit für Beide nicht konstruktiv ist. Den Befragten selbst ist Offenheit gegenüber den Auszubildenden sehr wichtig und sie hoffen, dass die Auszubildenden es so erleben, dass man selbst für Kritik offen ist.

Gesundheits- und (Kinder-) Krankenpflegende erachten ein adäquates Feedback als wichtig, was ihnen zufolge aber nicht immer der Fall ist.

> *„Und das, äh, ist sicherlich auf vielen (...) Ebenen nicht immer so gegeben, dass das Feedback auch prompt sachlich und fachlich erfolgt und nicht der Schüler in seiner Persönlichkeit abgewertet wird" (I 1, Z 326–329).*

Sie erleben hierbei auch, dass die Auszubildenden frustriert sind, wenn ihnen im Nachhinein Fehler mitgeteilt werden, die Intention der Auszubildenden aber war, alles richtig zu machen. Dies zu kommunizieren erleben die Gesundheits- und (Kinder-) Krankenpflegenden als schwierig. Der Umgang mit solchen Fehlern hängt nach Meinung der Gesundheits- und (Kinder-) Krankenpflegenden stark von der Beziehung und dem Vertrauensverhältnis zu den Auszubildenden ab. Sie erachten es für wichtig, dass Auszubildende Fehler eingestehen, da es Auszubildenden auch zusteht Fehler zu machen. Sie glauben aber auch, dass Auszubildende dies nicht immer tun, da die Auszubildenden Angst vor Sanktionen haben. Sie erleben es, dass Auszubildende eher bei jüngeren Gesundheits- und (Kinder-) Krankenpflegenden Fehler eingestehen.

Die Gesundheits- und (Kinder-) Krankenpflegenden erachten das Feedback über Lernfortschritte oder Beobachtungen von den Auszubildenden als wichtig in der Beziehung zu den Auszubildenden. Erhalten die Auszubildenden ein positives Feedback von den Gesundheits- und (Kinder-) Krankenpflegenden, so wird dies von den Gesundheits- und (Kinder-) Krankenpflegenden als motivierend für die Auszubildenden erlebt. Daher sehen die Gesundheits- und (Kinder-) Krankenpflegenden es als sehr wichtig an, den Auszubildenden zeitnah ein positives Feedback zu geben und sie zu loben, wenn etwas gut gemacht wurde.

Gesundheits- und (Kinder-) Krankenpflegende erleben in der Beziehung zu Auszubildenden deren Überforderung.

Gesundheits- und (Kinder-) Krankenpflegende erleben, dass Auszubildende überfordert sind, beispielsweise durch ihnen zugeteilte Aufgaben. Sie erleben diese Auszubildenden dann als anmaßend oder in einer Abwehrhaltung. Die Befragten berichten, dass die Auszubildenden dann ihnen zugteilte Aufgaben verweigern, weil sie sie nicht als ihre Aufgaben ansehen. Dies führt dazu, dass die Beziehung zu den Auszubildenden negativ beeinflusst wird.

„Das hat in der, ähm, im ganzen Team relativ schnell dazu geführt, dass die Schülerin als unwillig und motzig abgestempelt wurde, wo ich sage, ja, das (...) kann ich nicht so genau, äh, selber so widergeben, dass sie tatsächlich motzig war. Ich glaube, die war einfach an einem Punkt überfordert und ist dann immer in so eine Abwehrhaltung gegangen" (I 1, Z 70–74).

Die Gesundheits- und (Kinder-) Krankenpflegenden haben dann das Gefühl, dass die Auszubildenden den Stationseinsatz beenden möchten.

Gesundheits- und (Kinder-) Krankenpflegende erleben in der Beziehung zu Auszubildenden eigene Belastungen.
Gesundheits- und (Kinder-) Krankenpflegende erleben in der Beziehung zu den Auszubildenden verschiedene Situationen, die sie selbst belasten. So zum Beispiel, wenn sie den Eindruck haben, dass Auszubildende sich bei ihnen auf der Station nicht wohl fühlen.

„Das war schwierig, also die hatte eine schwere Zeit bei uns und, ähm, (...) ich glaube, die war auch nicht glücklich" (I 1, Z 74–76).

Sie erleben es auch als Belastung, dass Auszubildende überlastet sind, insbesondere in höheren Kursen.

„Also die sind teilweise, wenn sie jetzt in den späteren Kursen kommen, merkt man schon eine gewisse Ausgebranntheit gegenüber dem Beruf, was ich extrem schwierig finde, weil die sind ja noch ganz am Anfang, ja? Die Arbeitsphase liegt ja quasi noch vor ihnen" (I 1, Z 136–140).

Je besser die Beziehung zu den Auszubildenden ist, desto schwieriger ist es für die Gesundheits- und (Kinder-) Krankenpflegenden die Erlebnisse der Auszubildenden während ihrer Ausbildung, welche sie ihnen erzählen, auszuhalten. Sie berichten, dass andere Gesundheits- und (Kinder-) Krankenpflegende sich nicht trauen, die Auszubildenden anzusprechen, wenn sie den Eindruck haben, dass es ihnen nicht gut geht, da sie nicht wissen, wie sie mit Problemen umgehen sollen.

Gesundheits- und (Kinder-) Krankenpflegende erleben es auch als belastend, wenn Patienten sich gegenüber Auszubildenden nicht korrekt verhalten. Sie erleben es, dass die Patienten zu ihnen selber nett sind, aber zu Auszubildenden aus anderen Kulturkreisen rassistisch sind.

„Weil das ist schon etwas, das ist auch hart auszuhalten, (lacht) wenn ich zu dem Patienten gehe und er ist sehr nett und dann geht die Schülerin rein und dann schnauzt er die an, ja?" (I 1, Z 690–692).

Es stellt sich auch als belastend für die Gesundheits- und (Kinder-) Krankenpflegenden dar, wenn die Auszubildenden kein Interesse zeigen und sich dadurch für sie der Beziehungsaufbau zu ihnen erschwert.

Zudem erlebten sie Situationen, in denen die Auszubildenden Tätigkeiten übernommen haben, für die sie noch nicht ausgebildet waren, ohne diese abzusprechen, wodurch Gefahren für Patienten entstehen konnten. Haben die Gesundheits- und (Kinder-) Krankenpflegenden solche Erlebnisse gehabt, dann fällt ihnen das Aufrechterhalten einer positiven Beziehung zu den Auszubildenden schwerer.

Gesundheits- und (Kinder-) Krankenpflegende erleben in der Beziehung zu Auszubildenden Unterschiede im Umgang miteinander.

Gesundheits- und (Kinder-) Krankenpflegende berichten, dass sie Unterschiede im Umgang mit den Auszubildenden erleben.

Es wird von den Gesundheits- und (Kinder-) Krankenpflegenden insgesamt ein positiver Umgang der Auszubildenden mit ihnen selbst erlebt. Sie erleben einen respektvollen Umgang der Auszubildenden mit ihnen auch dadurch geprägt, dass die Auszubildenden ihr Wissen anerkennen. Es ist ihnen wichtig, dass die Auszubildenden sich ihrer Position bewusst sind.

„Trotzdem, dass die Schülerin die Krankenschwester akzeptiert und Respekt hat, aber trotzdem auch, fast auf gleicher Ebene ist sozusagen" (I 12, Z 115–116).

Gesundheits- und (Kinder-) Krankenpflegende erleben von Auszubildenden zu Anfang eines Stationseinsatzes Zurückhaltung und Gehorsam. Werden Auszubildende in das Team integriert, so erleichtert dies auch den Beziehungsaufbau zwischen den einzelnen Gesundheits- und (Kinder-) Krankenpflegenden sowie den Auszubildenden. Gesundheits- und (Kinder-) Krankenpflegende erwarten von den Auszubildenden Eigeninitiative, um eine Beziehung zu diesen aufzubauen.

Sie erleben es, dass Auszubildende unangemessen reagieren, wenn man sie um eine Tätigkeit bittet, die sie nicht als ihre Aufgabe sehen. Verweigern Auszubildende Tätigkeiten, ohne einen Grund zu nennen, so erleben die Gesundheits- und

(Kinder-) Krankenpflegenden einen erschwerten Umgang und Beziehungsaufbau zu den Auszubildenden.

Sie erleben den Umgang mit Auszubildenden als schwieriger, wenn sie in dem Kurs auch als Dozent unterrichten, da sie dann das Gefühl haben, dass eine vertrautere Beziehung besteht.

Gesundheits- und (Kinder-) Krankenpflegenden legen in der Beziehung zu den Auszubildenden viel Wert auf das Einhalten von Grundregeln, wie Freundlichkeit und Pünktlichkeit, wobei sie insbesondere auf das Vorstellen auf Station Wert legen. Gesundheits- und (Kinder-) Krankenpflegende erleben es, dass Auszubildende sich nicht vorstellen und glauben, dass manche Auszubildenden in der Stresssituation der ersten Tage auf Station vergessen, sich vorzustellen. Bezüglich des Vorstellens bestehen konkrete Vorstellungen von Seiten der Gesundheits- und (Kinder-) Krankenpflegenden.

> *„Oder zum Beispiel, wenn ich jemand begrüße, dann sehe ich, dass ich dann vom Tisch aufstehen soll und die Hand zu geben (lacht) und in die Augen zu schauen"* (I 3, Z 158–160).

Die Befragten erleben auch, dass es ihren Kollegen sehr wichtig ist, dass die Auszubildenden sich vorstellen. Stellen Auszubildende sich nicht rechtzeitig vor, so sprechen manche Gesundheits- und (Kinder-) Krankenpflegende diese Auszubildenden nur mit „Schüler" an und argumentieren, der Auszubildende hätte sich nicht vorgestellt, sie könnten nicht wissen, wie der Auszubildende heißt. Dies führt zu einem erschwerten Beziehungsaufbau. Die Befragten äußern, dass sie sich selbst den Auszubildenden vorstellen, wenn diese sich nicht rechtzeitig vorstellen.

Auch die Absprachen bezüglich der Pausen-Regelungen mit der für die Auszubildenden zuständigen examinierten Pflegefachkraft sind ihnen wichtig. Sie beobachten, dass Auszubildende, die wenig Interesse zeigen, sich auch nicht an die Grundregeln halten. Auch Erziehungsfehler werden als Ursache für das Nicht-Einhalten der Grundregeln gesehen. Allerdings fordern die Gesundheits- und (Kinder-) Krankenpflegenden, dass, auch wenn Auszubildenden der Fachbereich nicht liegt oder sie kein Interesse haben, sie sich dennoch an die „Grundregeln" (I 2, Z 228) halten, die Lernmöglichkeiten auf der Station sehen und sich ins Team integrieren.

Die Befragten berichten, dass sie von den Auszubildenden geduzt werden. Es wird auch berichtet, dass sie selbst in der Ausbildung jeden, den sie nicht kannten, gesiezt hätten und auch heute noch unabhängig vom Alter jeden siezen würden, den sie nicht kennen und warten bis einem das Du angeboten wird. Die Gesundheits- und (Kinder-) Krankenpflegenden äußern, dass es für sie in Ordnung ist, von den Auszubildenden geduzt zu werden und führen hierfür unterschiedliche

9.1 Interviews der Gesundheits- und (Kinder-) Krankenpflegenden

Gründe auf: man ist selber noch jung, es ist in manchen Nationalitäten Normalität, dass man sich einfach duzt. Auf der anderen Seite wird es von den Gesundheits- und (Kinder-) Krankenpflegenden als „sehr frontal" (I 4, Z 210) erlebt, wenn sie von Auszubildenden einfach geduzt werden. Dennoch glauben sie nicht, dass die Auszubildenden aufgrund des „Du" den Respekt verlieren oder sich auf gleicher Ebene sehen. Sie betonen, dass die Auszubildenden den Respekt ihnen gegenüber nicht verlieren dürfen. Gesundheits- und (Kinder-) Krankenpflegende überlegen dennoch, dass manche Situationen einfacher wären, wenn man die Auszubildenden siezen würde, weil dann durch den Abstand Feedback leichter wäre und die Beziehung nicht belastet werden würde.

Sie haben das Gefühl, dass man den Auszubildenden nicht genug Respekt vermittelt und von diesen nicht ernst genommen wird, weil man selbst sehr offen, nett und kumpelhaft ist. Sie erleben, dass die Auszubildenden meistens den Anweisungen dennoch folgen, andere Auszubildende widersprechen ihnen auch, würdigen ihr Wissen nicht, unterbrechen sie vor anderen oder kommen Bitten nicht nach, wodurch sie sich weniger respektiert fühlen.

„Und über die Jahre habe ich aber gemerkt, ähm, so manche, äh, finden das dann so cool, dass die mir dann auch mal so, ähm, widersprechen" (I 6, Z 32–33).

Daher berichten sie, dass sie im Laufe der Jahre versucht haben, strenger zu werden, damit sie eher von den Auszubildenden ernst genommen werden.

„Und ich bin keine, die irgendwie von oben herab jetzt sagt: „Und du putzt mir jetzt mal ein paar, ähm, Töpfe oder du musst jetzt hier den Schmutzraum von oben bis unten wischen." Also da bin ich, äh, keine jetzt so, ja? Aber, ähm, (…) so bei manchen habe ich so über die Jahre gemerkt, weil ich ja auch immer gleich so nett bin, dass dann manche einen nicht ernst nehmen. Ja" (I 6, Z 50–55).

Der Umgang mit den Auszubildenden wurde von den Gesundheits- und (Kinder-) Krankenpflegenden in der Zeit kurz nach dem Examen eher als „kumpelhaft" (I 6 , Z 156) erlebt und man hat eine private Beziehung zu den Auszubildenden aufgebaut. Dies hat man mit größerem Abstand zu dem eigenen Ausbildungsabschluss verringert, weil zum einen die Zeit für private Kontakte weniger wurde, zum anderen manche Auszubildende dann Grenzen überschritten haben. Es fällt den Gesundheits- und (Kinder-) Krankenpflegenden schwerer Auszubildenden, zu denen sie eine private Beziehung aufgebaut haben, Bitten nicht zu erfüllen oder Kritik zu äußern.

Ein junges Alter sehen sie als Ursache dafür, dass ihnen kein Respekt entgegen gebracht wird.

„Ähm, eben wie gesagt, weil ich recht jung bin, vergessen viele, dass ich trotz dessen, ähm, (...) über ihnen stehe, die Respektperson bin, ja, und bleiben soll" (I 4, Z 151–153).

Es werden auch Auszubildende erlebt, zu denen man eine gute Beziehung aufgebaut hat, die aber dennoch die Distanz wahren und respektieren, dass die Gesundheits- und (Kinder-) Krankenpflegenden eine andere Position innehaben.

Gesundheits- und (Kinder-) Krankenpflegende erleben Auszubildende, welche schnell in das Stationsteam integriert sind. Es ist ihnen wichtig, dass die Auszubildenden – auch wenn sie im Team integriert sind – sich ihrer Position bewusst sind.

„Dass man, ja, wenn man irgendwann ein paar Tage schon in diesem Team drin ist, ähm, und sich da integriert fühlt, was man auch meistens ist, dass man es dann aber nicht übertreibt. Also immer noch so, ähm, den Anstand wahrt und immer noch seine Position, äh, im Auge behält. Man ist nicht schon seit sechzehn Jahren irgendwie in diesem Team drin" (I 2, Z 66-73).

Den Gesundheits- und (Kinder-) Krankenpflegenden ist nicht nur der Umgang mit einem selbst wichtig, sondern auch der Umgang der Auszubildenden mit den Kollegen oder Patienten. Sie legen dabei vor allem auf die Kommunikation Wert.

Das eigene Auftreten beeinflusst ihrer Meinung nach auch den Umgang der Auszubildenden mit ihnen, so führt beispielsweise ein eigener offener Umgang mit den Auszubildenden dazu, dass diese ebenfalls mit den Gesundheits- und (Kinder-) Krankenpflegenden offen umgehen. Sie erleben Unterschiede inwieweit sie auf Auszubildende zugehen, sehen diese aber als normal an. Die Befragten haben das Gefühl, dass sie selbst mehr Initiative in dem Beziehungsaufbau zu den Auszubildenden ergreifen müssten. Dies fällt ihnen aufgrund ihrer eigenen Persönlichkeit schwer oder auch weil ihre Initiative begrenzt ist. Sie erleben es, dass wenn eine vertrauensvolle und freundliche Beziehung besteht, eher Fragen gestellt werden. Die Gesundheits- und (Kinder-) Krankenpflegenden berichten, dass sie es nicht so sehen, dass Auszubildende Angst vor anderen Gesundheits- und (Kinder-) Krankenpflegenden haben, wohl aber, dass sie Angst vor Kritik der Gesundheits- und (Kinder-) Krankenpflegenden haben.

Besteht ein respektvoller Umgang der Auszubildenden mit den Gesundheits- und (Kinder-) Krankenpflegenden, so erleben diese die Beziehung und das Miteinander als angenehm und als positive Auswirkung auf ihr eigenes Befinden. Sie erleben dann ihre eigene Arbeit als wertvoll, sowohl für die Patienten, wie aber auch die nächste Generation der Gesundheits- und (Kinder-) Krankenpflegenden. Zudem gibt der respektvolle Umgang den Gesundheits- und (Kinder-) Krankenpflegenden Sicherheit im Einschätzen der Fähigkeiten der Auszubildenden.

Gesundheits- und (Kinder-) Krankenpflegende erleben Auszubildende als Ressource.
Haben Gesundheits- und (Kinder-) Krankenpflegende eine Beziehung zu den Auszubildenden aufgebaut und vertrauen ihnen, so fällt es ihnen leichter, den Auszubildenden Aufgaben zu übertragen, was sie als Erleichterung erleben. Um Arbeit abgeben zu können, müssen sie allerdings den Auszubildenden erst kennen. Auszubildende mit einer guten Auffassungsgabe und der Fähigkeit das Gelernte gut umzusetzen werden ebenfalls als Unterstützung für die eigene Arbeit erlebt. Sie erleben es auch für die Auszubildenden als positiv, wenn diese den Gesundheits- und (Kinder-) Krankenpflegenden Arbeit abnehmen können. Die Gesundheits- und (Kinder-) Krankenpflegenden sehen dabei aber auch ihren eigenen Anteil, den sie leisten müssen, damit die Auszubildenden Tätigkeiten übernehmen können.

„Und dann ist es aber, dann muss man sich selbst reflektieren als Anleiter und muss sagen: „Ich investiere da jetzt Zeit und kann aber während dem Einsatz dadurch Entlastung bekommen" (I 2, Z 207–210).

Auszubildende stellen für die Gesundheits- und (Kinder-) Krankenpflegenden auch eine positive Herausforderung dar, die eigene Ausübung der Pflege zu verbessern.

Gesundheits- und (Kinder-) Krankenpflegende versuchen Auszubildende in das Team zu integrieren, eine Beziehung zu ihnen aufzubauen und besondere Bedürfnisse zu erfüllen. Hierdurch erhoffen sie sich, dass die Auszubildenden sich nach dem Examen für ihre Station entscheiden, was ihnen aufgrund der aktuellen Personalsituation sehr wichtig ist. Sie schätzen die Beziehung zu den Auszubildenden als größeren Entscheidungsfaktor der Auszubildenden für eine Station ein, als das Fachgebiet. Sie erleben es aber auch als frustrierend, wenn sie eine gute Beziehung zu den Auszubildenden erlebt haben und diese sich dann nicht für die eigene Station entscheiden. Die Befragten betonen, dass es ihnen wichtig ist, allen Auszubildenden viel zu vermitteln, unabhängig davon, ob diese Interesse daran haben, später auf der Station zu arbeiten.

Gesundheits- und (Kinder-) Krankenpflegende erleben die eigene Rolle als Lernbegleitende für die Auszubildenden als notwendig.

Gesundheit- und (Kinder-) Krankenpflegende sehen es als ihre Aufgabe an, den Lernprozess der Auszubildenden zu begleiten.

„Ja, wirklich wissen, man hat da einen Lehrauftrag und, äh, (...) und der Schüler, wenn der dann motiviert ist, dann macht man das auch wirklich gerne" (I 5, Z 91–93).

Sie sehen die Unterstützung des Lernprozesses der Auszubildenden nicht nur als Aufgabe von Praxisanleitenden, sondern von allen Mitgliedern des Stationsteams an. Gesundheits- und (Kinder-) Krankenpflegende erleben es, dass sie in der Beziehung zu den Auszubildenden einen Teil zu dem Lernerfolg der Auszubildenden beitragen, insbesondere durch eine Verknüpfung von Theorie und Praxis. Dabei hat für sie das Lernen der Auszubildenden auch Priorität vor einem entspannten Dienst.

Sie sehen es als ihre Aufgabe an, die Auszubildenden zu fördern, indem sie ihnen Aufgaben übertragen, die sie weder über- noch unterfordern, und ihr eigenes Wissen weitergeben, wobei sie den Eindruck haben, dass dies anstrengend für die Auszubildenden ist.

Eine positive Beziehung zu den Auszubildenden sehen die Gesundheits- und (Kinder-) Krankenpflegenden als wichtig an, um das Lernen bei den Auszubildenden zu fördern.

„Wenn mich jemand nicht mag, dann wird er wohl kaum zu mir kommen und sagen: „Kannst du mir mal eine Anleitung zeigen?" (I 4, Z 468–470).

Sie erleben die eigene Einstellung gegenüber ihrer Rolle als Lernbegleitende als wichtigen Faktor für das Lernen der Auszubildenden, so sehen sie es als lernfördernd an, wenn sie selbst motiviert sind und Spaß an der Wissensvermittlung haben. Sie haben hierbei den eigenen Anspruch, dass Anleitungen für Auszubildende qualitativ sehr gut sein müssen. Besitzen Gesundheits- und (Kinder-) Krankenpflegende keine pädagogischen Kompetenzen, so sehen diese das Fehlen der Kompetenzen als Störfaktor für die Beziehung und das Lernen an. Aber auch die fachliche Kompetenz der Gesundheits- und (Kinder-) Krankenpflegenden erleben diese als Einflussfaktor auf das Lernen der Auszubildenden. Gesundheits- und (Kinder-) Krankenpflegende berichten, dass es den Auszubildenden gefällt, wenn ein gegenseitiges Lernen zwischen ihnen stattfindet.

Es ist ihnen wichtig, dass die Auszubildenden Spaß bei der Arbeit und dem Lernen haben. Sie sehen eine bereits zu Beginn des Einsatzes vorhandene Struktur sowie eine feste Bezugsperson als wichtige Faktoren für eine lernförderliche Beziehung an. Ziel der Gesundheits- und (Kinder-) Krankenpflegenden ist es, dass die Auszubildenden Selbstständigkeit erlangen, dies besprechen sie mit den Auszubildenden. Um das Lernen der Auszubildenden zu fördern, erleben sie es als wichtig, dass sie die Theoriekenntnisse und Praxiserfahrungen der Auszubildenden einschätzen, entsprechend des Kenntnisstandes der Auszubildenden Tätigkeiten für die Auszubildenden auswählen und auf mögliche Defizite eingehen. Dabei erleben sie es auch, dass Auszubildende nicht entsprechend ihres Lernstandes arbeiten wollen, sondern weitergehende Aufgaben übernehmen wollen und von den Gesundheits- und (Kinder-) Krankenpflegenden gebremst werden müssen. Um nachhaltig eine Förderung des Lernprozesses der Auszubildenden während eines Stationseinsatzes zu gewährleisten, sehen die Gesundheits- und (Kinder-) Krankenpflegenden es als wichtig an, sich mit anderen Kollegen abzusprechen und weiterzugeben, was der Auszubildende bereits selbstständig kann oder wo er noch Unterstützung benötigt. Die Gliederung des Lernens in verschiedenen Phasen, von der Beobachtung bis zur selbstständigen Übernahme sehen sie ebenso als wichtig an.

Die Gesundheits- und (Kinder-) Krankenpflegenden erleben es als wichtig für das Lernen der Auszubildenden, dass sie eine Beziehung zu diesen aufbauen, in der jederzeit eine Offenheit für Fragen besteht. Dies gibt ihnen die Sicherheit, dass etwas verstanden wurde, wenn nicht weiter nachgefragt wird.

Sie erleben es als Lerneffekt für die Auszubildenden, wenn diese den Sinn und die Wirkung von Tätigkeiten oder die Ursache von Beobachtungen verstehen. Gesundheits- und (Kinder-) Krankenpflegende glauben, dass wenn Auszubildenden den Sinn und die Wirkung von Tätigkeiten verstehen, dass sie dann auch mehr Spaß an diesen haben. Auch die Verknüpfung von Krankheiten mit den betreuten Patienten erleben die Gesundheits- und (Kinder-) Krankenpflegenden als Lerneffekt für die Auszubildenden und es ist ihnen wichtig, dies zu fördern, indem sie selbst Hintergrundwissen beitragen.

Insbesondere die ganzheitliche Betreuung einer kleinen Patientengruppe, wie es auf einer Intensivstation eher möglich ist, im Gegensatz zu einer Normalstation, wird als lernfördernd erlebt. Das Besprechen von Gesehenem in Verknüpfung mit bereits Gelerntem wird ebenfalls als förderlich für das Lernen der Auszubildenden gesehen.

Als Lernbegleitende geben die Gesundheits- und (Kinder-) Krankenpflegenden den Auszubildenden auch Lerntipps.

Fand ein Lernerfolg statt, der sich beispielsweise darin zeigt, dass die Auszubildenden den Gesundheits- und (Kinder-) Krankenpflegenden neu erlernte Tätigkeiten zeigen können, so erleben die Gesundheits- und (Kinder-) Krankenpflegenden Stolz bei den Auszubildenden, aber auch eigene Freude.

„Und, ähm, (…) was ich also auch immer sehr schön finde, ist, wenn man sieht einfach, wie die Schüler im Laufe des, äh, Einsatzes einfach wachsen" (I 5, Z 49–51).

Gesundheits- und (Kinder-) Krankenpflegenden erleben in der Beziehung zu Auszubildenden eine Verantwortungsübertragung.

Selbstständiges Arbeiten, fsd eine Verantwortungsübernahme von den Auszubildenden fordert, sehen die Gesundheits- und (Kinder-) Krankenpflegenden als lernfördernd und wichtige Vorbereitung für die Arbeit als examinierte Gesundheits- und (Kinder-) Krankenpflegende an. Sie sehen es als ihre Aufgabe an, den Auszubildenden dies zu ermöglichen. Indem sie Auszubildenden eine Patientengruppe zuteilen, zeigen die Gesundheits- und (Kinder-) Krankenpflegenden, dass eine Beziehung zu den Auszubildenden besteht, in der sie diesen vertrauen.

Sie berichten aber auch von Auszubildenden, die noch keine Verantwortung übernehmen wollen. Ob ein Auszubildender Verantwortung übernehmen kann und möchte, muss jeweils individuell entschieden werden. Hierzu erleben die Gesundheits- und (Kinder-) Krankenpflegenden einen Beziehungsaufbau als notwendig. Sie sehen es als eine wichtige Aufgabe von ihnen an, einzuschätzen, inwieweit die Auszubildenden Verantwortung übernehmen können, aber auch immer als Ansprechpartner da zu sein.

„Ich habe immer probiert, diese Schüler in so ein bisschen Selbstständigkeit reinzuziehen, äh, und in eine Eigenverantwortung. Das ist etwas, was mir in der Zeit, die die (…) bei mir dann verbracht haben oder in unserer Abteilung, wie auch immer, ähm, einfach wichtig war, dass ich gesagt habe: „Hier, lernt ein bisschen Verantwortung zu übernehmen und macht das mal selbstständig." Äh, dass sie einfach mal merken, wie ist denn das, wenn ich mal verantwortlich für irgendetwas bin" (I 6, Z 260–266).

Damit Auszubildende Verantwortung übernehmen können, sehen Gesundheits- und (Kinder-) Krankenpflegende es als wichtig an, dass man den Auszubildenden die Übernahme von Tätigkeiten zutraut, auch wenn es dann eventuell etwas länger dauert. Um den Auszubildenden die Übernahme von Verantwortung zu ermöglichen, müssen die Gesundheits- und (Kinder-) Krankenpflegenden sich selbst zurück nehmen, indem sie beispielsweise Nebenarbeiten übernehmen und die Auszubildenden patientennahe Tätigkeiten übernehmen lassen. Die Gesundheits- und (Kinder-) Krankenpflegenden äußern, dass sie davon ausgehen, dass die Auszubildenden wissen, dass sie im Rahmen der Ausbildung Verantwortung übernehmen müssen.

Gesundheits- und (Kinder-) Krankenpflegende schlussfolgern aber auch, dass Auszubildende frühzeitig Verantwortung übernehmen wollen, weil sie gelernt haben, dass sie dann bessere Beurteilungen erhalten.

Übernehmen Auszubildende Verantwortung, so schlussfolgern die Gesundheits- und (Kinder-) Krankenpflegende, dass die Auszubildenden dies als positiv erleben und stolz auf ihre Leistung sind. Sie erleben bei den Auszubildenden eine Motivation und eine positive Beziehung. Die Gesundheits- und (Kinder-) Krankenpflegenden freuen sich selbst ebenfalls über die Verantwortungsübernahme der Auszubildenden.

Die Gesundheits- und (Kinder-) Krankenpflegenden erleben sich in der Beziehung zu den Auszubildenden in der Position, in der sie letztendlich die Verantwortung für den Patienten haben. Daher führt es bei ihnen zu negativen Gefühlen, wenn Auszubildende Tätigkeiten ohne Absprache übernehmen oder sich nicht an Absprachen halten.

Gesundheits- und (Kinder-) Krankenpflegende erleben sich als Vorbild für Auszubildende.

Gesundheits- und (Kinder-) Krankenpflegende erleben es als ihren Anteil am Lernprozess der Auszubildenden, wenn diese – auch unbewusst – Verhaltensweisen von ihnen übernehmen. Sie erleben sich vor allem in den Bereichen Kommunikation, Freundlichkeit und professionelles Auftreten als Vorbild für die Auszubildenden. Verhaltensübernahmen von Auszubildenden führen zu einer Verbesserung der Beziehung zwischen Gesundheits- und (Kinder-) Krankenpflegenden und Auszubildenden. Die Gesundheits- und (Kinder-) Krankenpflegenden erleben dadurch ihr eigenes Verhalten positiv gespiegelt. Sie erkennen eine positive Beziehung zu den Auszubildenden, wenn diese wahrnehmen, worauf sie persönlichen Wert legen. Sie sind sich aber nicht sicher, inwieweit Auszubildende dieses Verhalten, zum Beispiel eine wertschätzende Kommunikation, im weiteren Verlauf der Ausbildung beibehalten, können sich aber auch vorstellen, dass das eigene Verhalten die Auszubildenden bis in die Zeit nach ihrem Examen prägt. Sie achten darauf, dass sie den Auszubildenden Aspekte, die ihnen selbst wichtig sind, vermitteln und sie in die entsprechenden Tätigkeiten miteinbeziehen.

Das eigene fachliche Hintergrundwissen erleben die Gesundheits- und (Kinder-) Krankenpflegenden als Lernmotivation für die Auszubildenden, wenn diese das Wissen anerkennen.

Die Gesundheits- und (Kinder-) Krankenpflegenden erleben sich auch als Vorbild für die Motivation und daraus resultierend den Lernerfolg der Auszubildenden.

„Also wenn die sehen, ich ziehe jetzt eine Flunsch auf der Arbeit und bin da nicht freudig dabei, also die denken sich ja auch, also was ist denn, was soll ich denn bitte lernen hier" (I 4, Z 324–328).

Gesundheits- und (Kinder-) Krankenpflegende erleben sich in einer Fürsorgerolle gegenüber Auszubildenden.

Gesundheits- und (Kinder-) Krankenpflegende sehen ihre Beziehung zu den Auszubilden als eine andere als zu den Kollegen, da sie die Auszubildenden auf einem Stück Lebensweg begleiten. Sie sehen die Auszubildenden in ihrer Persönlichkeitsentwicklung und möchten die Auszubildenden in dieser Phase begleiten. So sehen sie es auch als ihre Aufgabe, den Auszubildenden weitere Perspektiven zu eröffnen.

Insbesondere bei emotionalen Erlebnissen, wie dem Versterben eines Patienten, sehen die Gesundheits- und (Kinder-) Krankenpflegenden es als ihre Aufgabe an, die Auszubildenden zu begleiten, emotional zu unterstützen und die Situation mit ihnen zu reflektieren.

Gesundheits- und (Kinder-) Krankenpflegende haben das Bedürfnis, Auszubildende vor unverschämten Patienten zu schützen. Sie erleben sich dabei aber auch in einer Zwickmühle, da das Verhalten der Patienten eine Realität darstellt, mit der die Auszubildenden lernen müssen, umzugehen. Erfahren die Auszubildenden unangemessenes Verhalten von Patienten, so versucht das gesamte Team der Station die Auszubildenden aufzufangen.

Es ist den Gesundheits- und (Kinder-) Krankenpflegenden wichtig, dass eine Beziehung besteht, in der die Auszubildenden sie als Unterstützung wahrnehmen, insbesondere wenn die Auszubildenden Schwierigkeiten haben.

Den Gesundheits- und (Kinder-) Krankenpflegenden ist es wichtig, dass es den Auszubildenden gut geht, besonders bei gesundheitlichen Problemen erkundigen sie sich nach ihrer Einsatzfähigkeit. Sie zeigen auch Verständnis dafür, dass Auszubildende versuchen so gut wie möglich durch die Ausbildung zu kommen und versuchen eine positive Beziehung aufzubauen, die aber zum Beispiel keine Auswirkung auf eine spätere Arbeitsstelle haben muss.

In ihrer Fürsorgerolle ist es den Gesundheits- und (Kinder-) Krankenpflegenden wichtig, die Auszubildenden bei der Übertragung von Tätigkeiten nicht zu überfordern und ihnen Kontinuität in ihrer Ausbildung zu ermöglichen. Sie haben Verständnis dafür, dass Auszubildende für Tätigkeiten gegebenenfalls mehr Zeit benötigen, sehen allerdings auch, dass es im Alltag oftmals schnell gehen muss. Sie haben auch Verständnis dafür, dass neue, unbekannte Situationen – wie beispielsweise der erste Einsatz in der Ausbildung – für die Auszubildenden schwierig sind. Sie erleben insbesondere durch diese Anfangsschwierigkeiten den Beziehungsaufbau zu den Auszubildenden erschwert.

Zeigen Auszubildende kein Interesse, so steht bei den Gesundheits- und (Kinder-) Krankenpflegenden die Lösung des Problems, das dem Desinteresse zugrunde liegt, im Vordergrund. Auch wenn sie eine Distanz zu den Auszubildenden wahren wollen, sehen sie es auch als ihre Aufgabe für die privaten Probleme der Auszubildenden offen zu sein.

„Vielleicht, äh, übermittle ich diesen Respekt zu wenig, eben weil ich recht offen bin. Aber das will ich auch bleiben, weil ich möchte schon, dass die Schüler zu mir kommen, wenn etwas ist, ja, oder wenn sie irgend..." (I 4, Z 229–231).

Gesundheits- und (Kinder-) Krankenpflegende erleben in der Beziehung zu Auszubildenden unterschiedliche Persönlichkeiten.

Gesundheits- und (Kinder-) Krankenpflegende erleben je nach Charakter der Auszubildenden Unterschiede in der Beziehung. Unterschiede bezogen auf die Antipathie und Sympathie werden als normal erlebt.

„Also es gibt Schüler oder Auszubildende, mit denen wird man nicht warm, das ist einfach so" (I 4, Z 464–465).

Sie erleben Auszubildende, die sich schnell in das Team integrieren und auch nach dem Examen auf diese Station kommen möchten. Auszubildende mit Vorerfahrung erleben sie als präsenter und weniger zurückhaltend im Umgang mit den Patienten. Sie sehen eine Ursache von einer größeren Selbstständigkeit bei Auszubildenden darin, dass diese bereits alleine wohnen. Sie erleben aber auch ruhigere und zurückhaltendere Auszubildende, schließen aber nicht durch diese Charaktereigenschaft auf die Leistung der Auszubildenden, allerdings fällt ihnen der Beziehungsaufbau zu diesen Auszubildenden schwerer.

Die Gesundheits- und (Kinder-) Krankenpflegenden erleben bei den Auszubildenden auch Unterschiede in der Lerngeschwindigkeit. Aufgrund der Individualität der Auszubildenden ist es den Gesundheits- und (Kinder-) Krankenpflegenden wichtig, auf Unterschiede im Lernen einzugehen.

Die Ursache in der Individualität der Auszubildenden sehen die Gesundheits- und (Kinder-) Krankenpflegenden in den unterschiedlichen Erfahrungen, welche die Auszubildenden auf anderen Stationen gemacht haben, wie aber auch durch die familiäre Erziehung der Auszubildenden.

Gesundheits- und (Kinder-) Krankenpflegende erleben aber auch Unterschiede dahingehend, dass Auszubildende mit manchen Gesundheits- und (Kinder-) Krankenpflegenden lieber zusammen arbeiten. Dabei erleben sie es, dass es den Auszubildenden leichter fällt eine Beziehung zu jüngeren Gesundheits- und (Kinder-) Krankenpflegenden aufzubauen und sie gegenüber diesen auch offener sind.

Besteht eine Antipathie zu Auszubildenden, so wird die Beziehung erschwert und die Motivation zu Anleitungen verringert sich.

Gesundheits- und (Kinder-) Krankenpflegende erleben in der Beziehung eine Zusammenarbeit.

Gesundheits- und (Kinder-) Krankenpflegende erleben zumeist eine positive Zusammenarbeit mit den Auszubildenden. Ihnen selbst macht die Zusammenarbeit mit den Auszubildenden Spaß. Dabei erleben sie den Beziehungsaufbau als grundlegend für eine gute Zusammenarbeit.

Auszubildende, welche Gesundheits- und (Kinder-) Krankenpflegende verbessern oder auf Theorie-Praxis-Unterschiede hinweisen, schrecken diese von der Zusammenarbeit mit den Auszubildenden ab. Theorie-Praxis-Differenzen werden als erschwerend für die Zusammenarbeit zwischen Gesundheits- und (Kinder-) Krankenpflegenden und Auszubildenden erlebt.

Gesundheits- und (Kinder-) Krankenpflegende erleben es, dass andere Gesundheits- und (Kinder-) Krankenpflegende, die mit Auszubildenden zusammenarbeiten, dies auch gut machen. Sie erleben auch Gesundheits- und (Kinder-) Krankenpflegende, die nicht mit Auszubildenden zusammenarbeiten, was sie als gut empfinden.

Zeigen die Auszubildenden Interesse, auch am selbstständigen Arbeiten, und Engagement sowie versuchen mitzudenken, dann erleben die Gesundheits- und (Kinder-) Krankenpflegenden die Zusammenarbeit als positiv.

Die Gesundheits- und (Kinder-) Krankenpflegenden glauben, dass die Auszubildenden es als positiv erleben, wenn sie mit ihnen gemeinsam eine Patientengruppe betreuen. Dies wird auch von den Gesundheits- und (Kinder-) Krankenpflegenden als positiv erlebt und sie setzen sich dafür ein, dass der Auszubildende in der Betreuung dieser Patientengruppe bleiben kann.

Um eine gute Zusammenarbeit zu gewährleisten, sehen die Gesundheits- und (Kinder-) Krankenpflegenden die Ermittlung des Lernstandes der Auszubildenden, die Absprache von Lernzielen sowie eine Kontinuität in der Zusammenarbeit, um die Lernziele verfolgen zu können, als wichtig an. Sie erleben auch das Interesse und die Motivation der Auszubildenden als ausschlaggebenden Faktor für die Zusammenarbeit.

Erleben die Gesundheits- und (Kinder-) Krankenpflegende die Zusammenarbeit als gut, dann freuen sich die Gesundheits- und (Kinder-) Krankenpflegenden über die Zusammenarbeit. Sie erleben die Zusammenarbeit als gut, wenn die Auszubildenden auch Eigeninitiative zeigen und nachfragen, so dass es zu einem Geben und Nehmen kommt.

„Weil, ja weil, weil man dann nicht selber von sich aus immer alles anbieten muss, sondern der Andere auch nachfragt und das ist, wie so ein Geben und Nehmen sozusagen" (I 12, Z 52–55).

Sie erleben die Zusammenarbeit auch dann als positiv, wenn beide wissen, was der jeweils andere macht. Nehmen Auszubildende die von Gesundheits- und (Kinder-) Krankenpflegenden geäußerte Kritik an und ändern ihr Verhalten dementsprechend im nächsten Dienst, so erleben die Gesundheits- und (Kinder-) Krankenpflegerinnen die Zusammenarbeit mit den Auszubildenden als gut.

Haben die Gesundheits- und (Kinder-) Krankenpflegenden das Gefühl, dass Auszubildende sich nicht an Absprachen halten, Patienten gefährdet werden oder Auszubildenden desinteressiert sind, so erleben sie die Zusammenarbeit als weniger gut.

In der Beziehung zwischen Gesundheits- und (Kinder-) Krankenpflegenden wird ein unterschiedliches Verständnis der „Auszubildenden-Rolle" erlebt.

Gesundheits- und (Kinder-) Krankenpflegende erleben Unterschiede der Auszubildenden-Rolle im Vergleich zu ihrer eigenen Ausbildungszeit, aber auch unterschiedliche Erwartungen an Auszubildende innerhalb des Stationsteams. Sie erleben diese Veränderungen, weg von reinen Nebenarbeiten hin zu dem Schwerpunkt „Pflegen lernen", als positiv.

„Also ich finde halt auch interessant, wie sich die Schüler so im Laufe der Zeit auch verändert haben, ja, dass es eben nicht mehr normal ist, dass man den Schüler für eine ganze Schicht irgendwo in den Schmutzraum stellt und sagt: „Schrubb mal die Bettpfannen oder leer mal die Dinger aus." Sondern dass

> *die auch einfordern: ‚Nein, ich möchte jetzt hier pflegen und ich möchte das und das und das lernen'" (I 1, Z 352-358).*

> *"Und ich denke, wenn beide Seiten professionell sind (...) und der Schüler nicht als, ähm, ja, Nutzobjekt angesehen wird, um irgendwie mir den Dienst zu versüßen, dass ich jetzt nicht zehn Leute waschen muss, das kann ja der Schüler machen, ähm, da muss man daran arbeiten, weil das ist nicht Sinn von einer Ausbildung" (I 2, Z 398-402).*

Gesundheits- und (Kinder-) Krankenpflegende erleben auch, dass Auszubildende kritischer, aber auch offener, geworden sind, als sie es selbst früher waren. Sie berichten, dass Kollegen Auszubildende als weniger belastbar im Vergleich zu ihnen selbst sehen und ihnen Faulheit unterstellen, wenn sie beispielsweise ihre Pausen einfordern. Dem widersprechen die Befragten allerdings und äußern, dass die Auszubildenden heute auch Belastungen ausgesetzt sind, aber ihre Grenzen deutlicher zeigen.

Die Befragten sehen das Lernen als Schwerpunkt für die Auszubildenden und äußern, dass Auszubildende nicht ausgenutzt werden sollen.

> *"Man ist Schüler, man soll jetzt nicht ausgenutzt werden zu irgendwelchen stupiden Tätigkeiten, man soll etwas lernen, ..." (I 2, Z 278-280).*

Sie erleben es, dass Gesundheits- und (Kinder-) Krankenpflegende Auszubildende als „Hilfsobjekt" (I 2, Z 387-389) sehen und sich so selbst den Dienst erleichtern. Sie berichten auch, dass Auszubildende degradiert und abgestempelt werden, was sie selbst als belastend erleben.

> *"Also ich finde, man müsste viel mehr diese (...) stupiden, alten, ja, Vorgänge, Rituale oder Stigmata müsste man abändern. Der Schüler ist nicht da, um zu waschen, die Waschstraße zu machen, sondern der Schüler ist da, dass er den Beruf erlernt. Und ich fand das auch in meiner Ausbildung zum Teil ganz, ganz schlimm, ähm, (...) dass man so abgestempelt worden ist: ‚Du bist Schüler, du darfst diesen Brief hier nicht weitergeben an die Stationsleitung, das muss jemand Examiniertes machen.'" (I 2, Z 368-384).*

Sie sind der Meinung, dass alte Vorgehensweisen und Denkweisen bezogen auf die Auszubildenden geändert werden müssten und mehr der Mensch gesehen werden sollte, nicht die Arbeitskraft. So fordern sie insbesondere auch die Abgrenzung von

9.1 Interviews der Gesundheits- und (Kinder-) Krankenpflegenden

der Rolle der Praktikanten und der Rolle der Auszubildenden, wobei bei letzteren das Lernen und die Verantwortungsübernahme Priorität haben sollte.

„Ja, dass ich ganz oft das Gefühl habe, dass ein Schüler einfach (räuspern) für Praktikantentätigkeiten einfach gebraucht wird" (I 5, Z 272–273).

Es ist ihnen wichtig, dass die Unterstützung durch die Auszubildenden in einem Dienst nicht als Selbstverständlichkeit gesehen wird. Sie erleben aber auch Gesundheits- und (Kinder-) Krankenpflegende, die einen zu hohen Anspruch an Auszubildende haben und Auszubildende dann voreilig bewerten, was zu einer angespannten Atmosphäre auf der Station führt.

Den Befragten ist es wichtig, dass die Auszubildenden ernst genommen werden und in der Rolle als Lernende gesehen werden.

„Ja, dass man den Schüler wirklich auch als Schüler anerkennt und sagt, äh, das ist jetzt jemand, äh, der (…) möchte auch etwas lernen und der will das auch und, äh, (…)" (I 5, Z 98–100).

Gesundheits- und (Kinder-) Krankenpflegende berichten, dass Auszubildende ihnen mitteilen, dass sie oftmals Tätigkeiten mit dem falschen Schwerpunkt ausüben müssen. Sie erleben es als schwierig, wenn die Auszubildenden dies berichten. Dabei äußern sie auch, dass am Anfang der Ausbildung eher Nebenarbeiten ausgeführt werden müssen und die Auszubildenden Fragen stellen sollen. Sie erleben, dass manche Auszubildende auch zu Beginn der Ausbildung ohne Begründung das Ausführen von Nebenarbeiten ablehnen. Sie finden das Ablehnen von Nebenarbeiten in Ordnung, dabei ist es ihnen aber wichtig, wie die Auszubildenden dies begründen.

Die Befragten äußern, dass ihnen bei den Auszubildenden wichtig ist, dass sie ihre Rolle als Lernende ernst nehmen, Mitdenken und Eigeninitiative zeigen.

Gesundheits- und (Kinder-) Krankenpflegende erleben, dass Auszubildende auf ihre Rechte, zum Beispiel das Einhalten von Pausen, bedacht sind. Sie finden es positiv, wenn Auszubildende ihre Rechte einfordern und auf ihre Bedürfnisse achten. Die Befragten selbst berichten aber auch von einer erlebten Gleichwertigkeit gegenüber den Auszubildenden. Ein ruhiger Dienst wird dann beispielsweise gemeinsam genossen und auch mal die Priorität des Lernens vernachlässigt, insbesondere, wenn die Auszubildenden gut in das Team integriert sind.

Es ist den Gesundheits- und (Kinder-) Krankenpflegenden wichtig, dass diese eine adäquate Erwartungshaltung an die Ausbildung haben.

Gesundheits- und (Kinder-) Krankenpflegende erfahren und vermitteln Wertschätzung in der Beziehung zu Auszubildenden.
Gesundheits- und (Kinder-) Krankenpflegende erfahren von den Auszubildenden Wertschätzung und erleben auch, dass andere Kollegen oder Ärzte den Auszubildenden Wertschätzung vermitteln. Sie sehen die Vermittlung von Wertschätzung an die Auszubildenden als wichtig an, da sie auch selbst für ihre eigene Arbeit Wertschätzung erfahren möchten. Zudem erleben sie Wertschätzung in Form von Anerkennung der Tätigkeiten als Motivation für die Auszubildenden.

Gesundheits- und (Kinder-) Krankenpflegende schildern, dass es den Auszubildenden gefällt, wenn man sie als Kollege anerkennt. Sie erleben das Ansprechen mit dem Vornamen und das Duzen als Ausdruck der Kollegialität und Gleichstellung, welches sie als sehr positiv sehen.

Die Gesundheits- und (Kinder-) Krankenpflegenden vermitteln den Auszubildenden Wertschätzung, indem sie sie loben, auch für kleine Sachen, und darauf achten nicht nur Defizite zu kommunizieren. Es ist ihnen wichtig, die Unterstützung durch die Auszubildenden nicht als selbstverständlich hinzunehmen, sondern die Arbeit der Auszubildenden, auch Nebenarbeiten oder wenn sie mitdenken, wertzuschätzen.

„Naja, dass zum Beispiel, wenn ein Schüler selbstständig eine Aufgabe übernimmt, sei es zum Beispiel einfach nur eine Nebentätigkeit, dass man, dass man das lobt und ähm, ja, ein Dankeschön ausspricht und nicht das für selbstverständlich hinnimmt oder auch, wenn jetzt ein Schüler mit an eine Sache denkt, die man als Krankenschwester vielleicht selber vergessen hat (I 12, Z.126-130)."

Auch das Interesse der Auszubildenden erachten sie als wichtig wertzuschätzen. Sie beziehen die Auszubildenden bei der Einteilung von Tätigkeiten mit ein, lassen sie mitentscheiden und erkundigen sich, wenn sie Tätigkeiten delegieren, ob dies für sie in Ordnung ist.

Sie erfahren Wertschätzung von den Auszubildenden, indem diese äußern, dass sie in dem gemeinsamen Dienst einen Lernerfolg hatten und sich dafür bedanken. Die Gesundheits- und (Kinder-) Krankenpflegenden vermitteln den Auszubildenden ebenfalls Wertschätzung, indem sie sich bei ihnen für ihre Unterstützung in dem Dienst bedanken. Gesundheits- und (Kinder-) Krankenpflegende erleben auch Wertschätzung für ihre geleistete Arbeit, wenn Auszubildende Prüfungen bestehen. Auch der Dank, welchen Auszubildende nach einem Einsatz aussprechen, sehen die Gesundheits- und (Kinder-) Krankenpflegenden als Wertschätzung an. Sie erleben aber auch, dass für manche Auszubildende ein wertschätzender Umgang neu ist, sich aber im Laufe des Einsatzes eine wertschätzende Kommunikation entwickelt. Wenn sie den Auszubildenden Wertschätzung vermitteln, dann bringen diese ihnen auch Wertschätzung entgegen.

Vermitteln beide Seiten Wertschätzung, indem sie sich beispielsweise beieinander bedanken, erleben sie einen Beziehungsaufbau, der die Zusammenarbeit erleichtert.

Erleben die Gesundheits- und (Kinder-) Krankenpflegenden eine fehlende Wertschätzung von Seiten der Auszubildenden, so begründen sie dies mit der Angst der Auszubildenden oder der Unsicherheit unbekanntem Personal gegenüber zu treten.

Die Gesundheits- und (Kinder-) Krankenpflegenden erleben, dass die Auszubildenden im Umgang mit den Patienten immer wertschätzend sind. Sie erleben aber, dass Patienten zum Teil nicht wertschätzend mit den Auszubildenden umgehen.

Gesundheits- und (Kinder-) Krankenpflegende erleben die Beziehung zu Auszubildenden unter dem Einfluss von Rahmenbedingungen und der Atmosphäre auf Station.

Gesundheits- und (Kinder-) Krankenpflegende erleben, dass das Aushelfen müssen auf anderen Stationen dazu führt, dass die Auszubildenden frustriert werden, da sie gerade eine Beziehung zu dem Team ihrer eigentlichen Einsatzstation aufgebaut haben.

Sie erleben auch, dass auf Normalstationen eine Betreuung einer kleinen Patientengruppe und das Hinterfragen von Tätigkeiten oder Symptomen nicht möglich ist, was das Lernen erschwert.

Die Gesundheits- und (Kinder-) Krankenpflegenden sehen, dass aufgrund der kurzen Einsatzdauer es ihnen nicht möglich ist, Probleme, die Ursachen für eine schwierige Zusammenarbeit mit den Auszubildenden darstellen, herauszufinden. Sie erleben die zeitliche Limitation des Einsatzes der Auszubildenden als Einschränkung, um nicht zu vertraut und freundschaftlich mit den Auszubildenden zu werden und eine zu nahe Beziehung aufzubauen. Sie erfahren es auch für die Auszubildenden als erschwert durch die kurze Einsatzzeit sich in das Team zu integrieren. Die Befragten berichten aber auch, dass sie die Zeit eines Stationseinsatzes als ausreichend erleben, um eine „erste" Beziehung aufzubauen, für einen umfassenden Beziehungsaufbau würde man aber mehr Zeit benötigen. Auch der Wechsel der Bezugsperson innerhalb eines Einsatzes erschwert den Beziehungsaufbau zu den Auszubildenden, da diese weniger Ängste aufweisen, wenn sie bereits einige Tage mit einer Person zusammen arbeiten. Sie beobachten einen häufigen Wechsel der Bezugsperson bei den Auszubildenden, schätzen es aber auch als schwierig ein, den Dienstplan anders zu gestalten.

Gesundheits- und (Kinder-) Krankenpflegende erleben es, dass andere Gesundheits- und (Kinder-) Krankenpflegende insbesondere bei Unterbesetzung Auszubildende als Belastung sehen. Sie beschreiben, dass durch die Rahmenbedingungen die Qualität der Ausbildung leidet.

"Und ich denke auch, dieser Stress trägt viel dazu bei, diese Unterbesetzung in der Pflege und dieses Auszehren, dass eben dann auch in so einer Praxisanleiter-Situation stressbedingt die Qualität der Ausbildung leidet" (I 2, Z 417–420).

Sie sehen insbesondere die personelle Besetzung, einen hohen Leistungsdruck und die zur Verfügung stehende Zeit als Einflussfaktor auf den Lernerfolg der Auszubildenden. So werden weniger Anleitungen durchgeführt, wenn wenig Zeit oder wenig Personal vorhanden ist. Diese Rahmenbedingungen erleben sie als von sich selbst nicht beeinflussbar. Sie sind der Meinung, dass die Auszubildenden bei einem hohen Patientenaufkommen, zwar etwas lernen, da man Tätigkeiten an sie delegiert, die Auszubildenden aber kein Feedback erhalten, was bei den Gesundheits- und (Kinder-) Krankenpflegenden ein negatives Gefühl auslöst. Mittels Dank und Erklärungen an die Auszubildenden versuchen sie die Situation zu verbessern.

Zudem beeinflusst der Führungsstil auf der Station und der Umgang im Team miteinander die Beziehung zwischen Gesundheits- und (Kinder-) Krankenpflegenden und Auszubildenden. Die Gesundheits- und (Kinder-) Krankenpflegenden erleben es, dass sich Auszubildende auf Station wohlfühlen, was sich positiv auf das Lernen auswirkt, wenn auf der Station eine positive Atmosphäre und ein heterogenes Team besteht.

9.2 Interviews der Auszubildenden

Eva Stähling

Das Erleben der Auszubildenden der Beziehung zu Gesundheits- und (Kinder-) Krankenpflegenden, sowie deren Auswirkung auf das Lernen der Auszubildenden konnte in den folgenden insgesamt zehn Kategorien dargestellt werden:

- Auszubildende erleben in der Beziehung zu Gesundheits- und (Kinder-) Krankenpflegenden ein unterschiedliches Verständnis ihrer Rolle.
- Auszubildende erleben in der Beziehung zu Gesundheits- und (Kinder-) Krankenpflegenden entgegengebrachtes Vertrauen.

9.2 Interviews der Auszubildenden

- Auszubildende erleben in der Beziehung zu Gesundheits- und (Kinder-) Krankenpflegenden Unterschiede in der Wertschätzung.
- Auszubildende erleben in der Beziehung zu Gesundheits- und (Kinder-) Krankenpflegenden Lernhindernisse.
- Auszubildende erleben in der Beziehung zu Gesundheits- und (Kinder-) Krankenpflegenden diese als lernfördernd.
- Auszubildende erleben die Beziehung zu Gesundheits- und (Kinder-) Krankenpflegenden in Abhängigkeit von deren Interesse und Engagement.
- Auszubildende erleben sich als Ressource für Gesundheits- und (Kinder-) Krankenpflegende.
- Auszubildende erleben die Beziehung zu Gesundheits- und (Kinder-) Krankenpflegenden unter dem Einfluss von Rahmenbedingungen und der Atmosphäre auf Station.
- Auszubildende erleben in der Beziehung zu Gesundheits- und (Kinder-) Krankenpflegenden Unterschiede im Miteinander.
- Auszubildende erleben in der Beziehung zu Gesundheits- und (Kinder-) Krankenpflegenden ein unterschiedliches Ausbildungsverständnis.

Auszubildende erleben in der Beziehung zu Gesundheits- und (Kinder-) Krankenpflegenden ein unterschiedliches Verständnis ihrer Rolle.

Auszubildende erleben während ihrer praktischen Ausbildungszeit in der Beziehung zu Gesundheits- und (Kinder-) Krankenpflegenden, dass ihnen Aufgaben übertragen werden, ohne über das dafür notwendige Wissen bzw. die zum erfolgreichen Bewältigen der Aufgaben entsprechenden Informationen zu verfügen.

Sie erleben ein von den Gesundheits- und (Kinder-) Krankenpflegenden „Geschickt werden", um Aufgaben am Patienten zu erfüllen – unabhängig von ihrem Informations- und Wissensstand.

„Es gibt ja auch Einsätze, (...) wo wir einfach nur laufen als Schüler (...)" (I 7, Z 10–11).

Das Erledigen dieser zugeteilten Aufgaben am Patienten, ohne die notwendigen Informationen über den entsprechenden Patienten und seine Bedürfnisse zu haben, verhindert Auszubildenden, Schwerpunkte in der Patientenversorgung zu erkennen und zu ergreifen. Dies lässt Auszubildende ein Defizit in der Versorgung der ihnen zu gewiesenen Patienten empfinden. Dieses erlebte Defizit führen Auszubildende zurück auf ihr eigenes Informations- bzw. Wissensdefizit, aus dem sie ihren eigenen Informations- bzw. Wissensbedarf ableiten und wahrnehmen.

„(…), dass ich ja die Situation hatte, dass ich da früh zu einer Patientin hingegangen bin, ähm, wo ich gar nicht wusste, was erwartet mich, dass zum Teil, ähm, Schüler an Übergaben nicht teilnehmen sollten. Du bist bitte da draußen und hältst die Stellung … und ich finde gerade eine Übergabe (…) zeigt mir, wo sind die Schwerpunkte …" (I 7, Z 103–107).

Um diesem Informations- und Wissensbedarf der Auszubildenden gerecht zu werden, den Informations- bzw. Wissensdefiziten in der Patientenversorgung zu begegnen und, um eigene auf Wissen und Informationen begründete Schwerpunkte in der Patientenversorgung setzen zu können, sehen Auszubildende die Notwendigkeit, an der Patientenübergabe teilzunehmen. Sie wünschen sich von Gesundheits- und (Kinder-) Krankenpflegenden Fachwissen, um gezielt Fragen, z. B. in der individuellen Patientenversorgung, stellen zu können. Wird Auszubildenden die Teilnahme an der Patientenübergabe nicht ermöglicht, erleben sie dies in der Beziehung zu Gesundheits- und (Kinder-) Krankenpflegenden als Informations- bzw. Wissensvorenthaltung, die ihnen eine dem individuellen Bedarf entsprechende Pflege nicht möglich macht.

Auszubildende erleben in der Beziehung zu Gesundheits- und (Kinder-) Krankenpflegenden entgegengebrachtes Vertrauen.

In der Beziehung zu Gesundheits- und (Kinder-) Krankenpflegenden erleben Auszubildende ein, nuanciert vom Ausbildungsstand, ihnen entgegengebrachtes Vertrauen. Dieses Erleben eines Vertrauensverhältnisses, das Auszubildende als essentiell für den Beruf der Gesundheits- und (Kinder-) Krankenpflege sehen, gründet darauf, dass sich Gesundheits- und (Kinder-) Kinderkrankenpflegende mit Auszubildenden befassen, ihnen zutrauen, Pflegende anzuleiten und ihnen die Befugnis erteilen, bestimmte Aufgaben zu übernehmen.

„Mhm, dass sie mich spüren lassen, dass sie mir auch etwas zutrauen, dass ich auch etwas machen darf …" (I 9, Z 141–142).

Das so erlebte Vertrauen in die eigenen Fähigkeiten, lässt Auszubildende Stolz und Anerkennung empfinden, was dazu führt, dass sie dem gesamten Einsatz mit viel Freude begegnen. Auszubildende wünschen sich für alle Einsatzbereiche, dass Gesundheits- und (Kinder-) Krankenpflegende ihnen mit Zutrauen in ihre Fähigkeiten begegnen.

Auszubildende erleben in der Beziehung zu Gesundheits- und (Kinder-) Krankenpflegenden Unterschiede in der Wertschätzung.
Wertschätzung und Freude empfinden Auszubildende, wenn sie sich in ihrem Anliegen ernstgenommen fühlen, nicht als billige Arbeitskraft abgewertet werden und Gesundheits- und (Kinder-) Krankenpflegende auf Vorschläge bzgl. pflegerischer Belange seitens der Auszubildenden eingehen und ihnen das Gefühl vermittelt wird, dass man ihnen etwas zutraut. Auch ein erlebtes Engagement der Gesundheits- und (Kinder-) Krankenpflegenden gegenüber Auszubildenden, ein an die Hand nehmen wollen, lässt das Gefühl der Wertschätzung entstehen. Erleben Auszubildende im Miteinander mit Gesundheits- und (Kinder-) Krankenpflegende deren Freude, wenn sie Auszubildende unterstützen, deren Fragen gerne beantworten, wenn sie motivierten Auszubildenden begegnen, empfinden sie ein wertschätzendes und zugleich lernförderndes Miteinander. Wertschätzung erleben Auszubildende auch dann, wenn sie an Entscheidungsprozessen, z. B. bzgl. der Pausenregelung teilhaben dürfen und ihnen von Gesundheits- und (Kinder-) Krankenpflegenden ein Mitentscheidungsrecht eingeräumt wird. Auszubildende wünschen sich, an der Dienstplangestaltung teilzuhaben und über ihre Dienste informiert zu werden. Eine partizipative Haltung gegenüber Auszubildenden wird positiv erlebt. Auszubildenden ist es wichtig, in der Beziehung zu Gesundheits- und (Kinder-) Krankenpflegenden einen positiven Eindruck zu hinterlassen und, dass Gesundheits- und (Kinder-) Krankenpflegende ihre Arbeit, Dinge, die sie tun, wertschätzen und erkennen, dass Auszubildende sich nicht die beste Arbeit aussuchen. Auszubildende wollen von Gesundheits- und (Kinder-) Krankenpflegenden gesehen werden und Respekt und Wertschätzung für ihr Engagement am Lernort Praxis erfahren. Auch sie treten Gesundheits- und (Kinder-) Krankenpflegenden im Miteinander respektvoll gegenüber.

Ein wertschätzendes Miteinander erleben Auszubildende dann, wenn Gesundheits- und (Kinder-) Krankenpflegende sie sehen ...

> ... *„(...) als Schülerin, die vielleicht irgendwann mal – okay, was ja jetzt auch kommt – in dem Team arbeiten wird und so haben die mich auch behandelt und das fand ich total positiv. Ja" (I 10, Z 359–361).*

Gesundheits- und (Kinder-) Krankenpflegende, die sich nach dem Wohlergehen der Auszubildenden erkundigen, nett auf sie zugehen, sie spüren lassen, dass sie gebraucht werden, Auszubildende wahrnehmen und im Miteinander einen energischen Ton vermeiden, werden von Auszubildenden wertschätzend wahrgenommen.

Auszubildende berichten, dass sie sich in der Beziehung zu Gesundheits- und (Kinder-) Krankenpflegenden häufig als Klotz, billige Arbeitskraft oder als eine weitere Servicekraft wahrgenommen und damit wertlos fühlen, was zum Erleben einer beschwerlichen Beziehung führt. Dieses Erleben der fehlenden Wertschätzung führt zu einer Demotivation am Lernort Praxis und bedarf von Seiten der Auszubildenden der Überzeugungsarbeit, nicht als Servicekraft o. ä., sondern als Lernende(r) wahrgenommen zu werden. Auszubildende zählen dann die Tage bis zum Ende des Einsatzes und melden sich auch eher krank.

Gesundheits- und (Kinder-) Krankenpflegende schließen Auszubildende von der Übergabe aus, damit diese während der Übergabezeit für Stationsbelange zur Verfügung stehen. Zu dem erleben Auszubildende, dass Gesundheits- und (Kinder-) Krankenpflegende ihnen bestimmte Aufgaben, die sie nicht in ihrem eigenen Verantwortungsbereich sehen, wie das Versorgen abgeführter Patienten, auf Auszubildende übertragen. Diese Differenzierung von Aufgaben im Rahmen der pflegerischen Versorgung und die gezielte Zuteilung bestimmter Aufgaben auf Auszubildende, erleben Auszubildende als Abwertung ihrer eigenen Person. Die bewusste Unterscheidung in Aufgaben für Auszubildende und in Aufgaben für Gesundheits- und (Kinder-) Krankenpflegende befürworten Gesundheits- und (Kinder-) Krankenpflegende auch gegenüber Patienten, wenn sie zu einem Patienten, der abgeführt hat, sagen:

„Ich schick Ihnen da mal jemand anders … Nein, ich schicke Ihnen da nur jemanden, der das jetzt mal … Ein Schüler" (I 7, Z 165–170).

Auszubildende erleben diese Situation als peinlich, peinlich auch für den Patienten. Erwidern Auszubildende diese Abwertung, erleben sie die Beziehung zu Gesundheits- und (Kinder-) Krankenpflegenden als belastend.

Das Gefühl minderwertig zu sein und nicht wertgeschätzt zu werden, erleben Auszubildende auch, wenn sie während der gemeinsamen Pause unangenehme Aufgaben der pflegerischen Versorgung für Patienten übernehmen müssen, für die im Rahmen der Bereichspflege eigentlich die Gesundheits- und (Kinder-) Krankenpflegenden zuständig sind. Auszubildende fühlen sich dann unwohl und es entsteht ein belastendes Gefühl.

„… ja, du bist dafür da, unseren Dreck wegzumachen. Das war nicht angenehm. Das empfand ich als sehr, sehr unangenehm" (I 7, Z 143–145).

Auszubildende erleben eine Abwertung ihrer Rolle als Lernende und fühlen sich in ihren Bedürfnissen nicht wahrgenommen; minderwertig.

Auszubildende beschreiben, dass sie sich, wenn sie auf einer neuen, fremden Station eingesetzt werden, hilflos fühlen und sie nicht wissen, was sie tun sollen. Eine fehlende Achtsamkeit erleben Auszubildende dann, wenn Fragen, die auf Grund der neuen Situation entstehen, von Gesundheits- und (Kinder-) Krankenpflegenden nicht ernstgenommen werden. Einzelne eines Stationsteams machen Auszubildenden das Ankommen auf der neuen Station, durch die direkte Zuteilung patientenferner Aufgaben, wie z. B. das Sortieren von Babykleidung und einer fehlenden Begrüßung zu Dienstbeginn, schwer. Die Zuteilung patientenferner Aufgaben an Stelle einer Begrüßung führt bei Auszubildenden zu Unwohlsein. Auszubildende erfahren so, bereits zu Einsatz- bzw. Dienstbeginn, eine Minderwertigkeit und wünschen sich, ankommen zu dürfen, um sich in die speziellen Gegebenheiten der Station einfinden zu können, und um die stationsspezifischen Krankheitsbilder kennenlernen zu können. Sind während eines Einsatzes, über einen Zeitraum von sechs Wochen, patientenferne Aufgaben die Hauptaufgaben für Auszubildende, empfinden Auszubildende mit Bedauern eine fehlende Wertschätzung. Äußern Auszubildende ihr Bedauern, z. B. im Rahmen eines Zwischengespräches, gehen Gesundheits- und (Kinder-) Krankenpflegende darauf ein. Nicht darauf eingegangen wird, wenn das gesamte Team die Hauptaufgaben der Auszubildenden in patientenfernen Aufgaben sieht.

Die ausschließliche Zuteilung von Einzelverrichtungen an Auszubildende, wie das Bettenbeziehen oder Essen anreichen, erleben Auszubildende als ein „geschickt werden", als unschön und fühlen sich mit der Zuteilung solcher Aufgaben abgeschoben. Auszubildende beschreiben ein Gefühl der Entmachtung, aus dem sie lernen, Dinge hinzunehmen und sich unterzuordnen.

„Auf vielen Stationen ist man doch am unteren Ende der Nahrungskette. Gerade was auch Einspringdienste angeht. Ähm (...)" (I 11, Z 50–51).

Eine so erlebte fehlende Gleichwertigkeit empfinden Auszubildende nicht schön und macht sie unzufrieden. Ein Miteinander auf Augenhöhe, eine Gleichwertigkeit, die eher Auszubildende aus höheren Semestern erleben, ist für Auszubildende wichtig, um Wertschätzung zu erfahren. Eine gezielte Zuteilung von speziellen Aufgaben erleben Auszubildende auch dann, wenn sie glauben, dass Gesundheits- und (Kinder-) Krankenpflegende keine Lust auf die zu erledigenden Aufgaben haben und stattdessen rauchen gehen. Auszubildende fühlen sich dann ausgeschlossen, allein gelassen, minderwertig und nicht wert geschätzt.

Auszubildende berichten, dass sie in der Beziehung zu Gesundheits- und (Kinder-) Krankenpflegenden häufig einen kühlen Umgang mit fehlendem Interesse an ihrer Person erfahren. Diese erlebte fehlende Persönlichkeit erfahren Auszubildende, wenn sie die komplette Einsatzzeit nicht mit ihrem Namen, sondern mit „Schüler" angesprochen werden und mit „Schüler" nach ihnen gerufen wird. Auszubildende fühlen sich dann, als einer von vielen und erleben, nichts Besonderes zu sein, wertlos zu sein. Werden Auszubildende mit „Schüler" angesprochen, beschreiben sie ein Gefühl der Minderwertigkeit, das sie nicht nur gegenüber Gesundheits- und (Kinder-) Krankenpflegenden, sondern auch gegenüber Patienten empfinden. Auszubildende ziehen den Schluss, dass Persönlichkeit für das Selbstwertgefühl und für das Gefühl der Wertschätzung wichtig ist. Auszubildende berichten, wenn sie als einer von vielen wahrgenommen werden, weichen Gesundheits- und (Kinder-) Krankenpflegende häufig auf fachliche Fragen der Auszubildenden aus. Auszubildende fühlen sich dann in ihrer Rolle und ihrem damit verbundenen Lernbedarf nicht akzeptiert und empfinden dies nachteilig für den eigenen Lernprozess. Auszubildende wünschen sich, dass Gesundheits- und (Kinder-) Krankenpflegende die Einzigartigkeit der Auszubildenden und sie als vollwertige Person wahr- und ernstnehmen. Gesehen zu werden, erleben Auszubildende wertschätzend.

Übergangen fühlen sich Auszubildende und damit auch gering wertgeschätzt, wenn Gesundheits- und (Kinder-) Krankenpflegende, ohne ihr Beisein, mit Kollegen über gemachte Fehler der Auszubildenden sprechen und das gesamte Team bewusst auf diese einmal passierten Fehler aufmerksam machen. Als Folge der Gespräche im Team, ohne das Beisein der Auszubildenden, erleben Auszubildende ein ihnen gegenüber verändertes Verhalten des gesamten Teams. Auszubildende erleben, dass in Folge der Gespräche Gesundheits- und (Kinder-) Krankenpflegende ihnen gegenüber Skepsis entwickeln, die sich in einer zunehmenden Kontrolle der Auszubildenden zeigt. Wertschätzung bedeutet für Auszubildende, Fehler machen zu dürfen und gemeinsam mit Gesundheits- und (Kinder-) Krankenpflegenden daran zu arbeiten. Das Gefühl, Fehler machen zu dürfen, gibt Auszubildenden Sicherheit und trägt zum Wohlbefinden bei.

Auszubildende berichten, dass Gesundheits- und (Kinder-) Krankenpflegende über das Bewusstsein verfügen, dass Auszubildende der Anleitung und Begleitung bedürfen. Ob Auszubildende Anleitung oder Begleitung erhalten, erleben sie in Abhängigkeit der für sie empfundenen Sympathie.

„Also es kommt immer darauf an, ob man jemanden, ob die Leute einen mögen oder nicht" (I 10, Z 26–27).

Die empfundene Sympathie in der Beziehung zwischen Auszubildenden und Gesundheits- und (Kinder-) Krankenpflegenden erleben Auszubildende als einen entscheidenden Faktor für das Lernen. Auch die Bereitschaft der Gesundheits- und (Kinder-) Krankenpflegenden, Auszubildenden etwas zu erklären, erleben Auszubildende in Abhängigkeit von der Beziehung zueinander. Erleben sie die Beziehung positiv, erfahren sie von Gesundheits- und (Kinder-) Krankenpflegenden eine Wertschätzung, die sich in einer steigenden Bereitschaft, Auszubildende beim Lernen zu unterstützen, zeigt. Erkennen Gesundheits- und (Kinder-) Krankenpflegende den Unterstützungsbedarf der Auszubildenden und passen ihre unterstützenden Maßnahmen dem individuellen Bedarf der Auszubildenden an, wird das Gefühl, wertgeschätzt zu werden, verstärkt. Eine als stimmig erlebte Beziehung führt zu mehr Zutrauen der Auszubildenden in ihre eigenen Fähigkeiten und Fertigkeiten. Auszubildende berichten in diesem Zusammenhang auch von Gesprächen zwischen Gesundheits- und (Kinder-) Krankenpflegenden über einen Auszubildenden:

„Der kriegt von mir nichts gezeigt, weil der schafft das eh nicht. Den mag ich nicht, der schafft das eh nicht" (I 10, Z 40–41).

Auszubildende erleben solche Situationen, wenn sie hören, wie Gesundheits- und (Kinder-) Krankenpflegende über andere Auszubildende sprechen als unangenehm und nicht wertschätzend gegenüber dem betreffenden Auszubildenden. Das Reden über andere Auszubildende, in deren Abwesenheit, bezeichnen Auszubildende als hetzen und berichten dann von einer empfundenen Wertlosigkeit.

Auszubildende erleben am Lernort Praxis aber auch Gesundheits- und (Kinder-) Krankenpflegende, die trotz fehlender Sympathie bemüht sind, den Auszubildenden zu begleiten und ihn so nehmen, wie er ist, seine Persönlichkeit akzeptieren. Eine entgegengebrachte Wertschätzung, die Auszubildende unterstützend für das Lernen erleben.

Auszubildende erleben in der Beziehung zu Gesundheits- und (Kinder-) Krankenpflegenden Lernhindernisse.

Während ihrer praktischen Ausbildungszeit erleben Auszubildende immer wieder in der Beziehung zu Gesundheits- und (Kinder-) Krankenpflegenden Hindernisse, die ihnen das Lernen erschweren.

Ein solches erlebtes Hindernis ist das Festhalten der Gesundheits- und (Kinder-) Krankenpflegenden an routinierten Tätigkeiten und Abläufen im Stationsalltag. So werden von Auszubildenden gemachte Vorschläge zur Patientenversorgung abgelehnt, weil Gesundheits- und (Kinder-) Krankenpflegende nicht von ihrem routinierten Vorgehen abweichen wollen. Dies erleben Auszubildende als mühsam und zum Teil auch ungünstig für den einzelnen Patienten. Auf diese Weise machen Auszubildende die Erfahrung, dass sie die Routine der Gesundheits- und (Kinder-) Krankenpflegenden nicht durchbrechen können, was ein Gefühl der Wertlosigkeit auslöst.

„Ja, wo man so in dieser Routine drin ist und wo man dann auch ganz schlecht etwas durchbrechen kann und das ist schon unangenehm und dann ist der

Schüler auch eher so eine billige Arbeitskraft, hat man so das Gefühl, so hinten runter" (I 7, Z 122–126).

Mit der Routine verbundene Aussagen der Gesundheits- und (Kinder-) Krankenpflegenden wie z. B. ...

... *"Nein, Du musst das so machen, weil (...) die das so machen" (I 9, Z 239–240),* ...

... erleben Auszubildende als Bevormundung und demonstrierte Überlegenheit der Gesundheits- und (Kinder-) Krankenpflegenden und hinderlichen Einfluss auf ihr Lernen, was sie nicht akzeptieren und wünschen sich von Gesundheits- und (Kinder-) Krankenpflegenden eine gewisse Offenheit und ein Lösen von eingefahrenen Strukturen. Erfahrene Überlegenheit ...

... *"(...) motiviert mich nicht. Das ist dann nicht so, dass ich morgens denke, heute wird es cool, sondern ja, es ist halt ein Arbeitstag, da muss man halt mal durch. ..." (I 9, Z 130–132).*

Weitere Lernhindernisse, die Auszubildende erleben, wenn sie Fragen stellen, sind der von Gesundheits- und (Kinder-) Krankenpflegenden angegebene Zeitmangel und die Übertragung der Verantwortung auf Praxisanleitende. Antworten wie:

"Nein, wie gesagt, das geht mich nichts an" (I 7, Z 417–418) ...

... verstärken das Gefühl der Auszubildenden, dass das Lernen verhindert wird. In diesem Zusammenhang machen Auszubildende auch häufig die Erfahrung, dass sie von Gesundheits- und (Kinder-) Krankenpflegenden aufgefordert werden, Fragen selbstständig anhand von Literatur oder Google zu beantworten.

Arbeiten Auszubildende alleine in einem Patientenzimmer, erleben sie dies insofern als Lernhindernis, dass sie sich alleine gelassen fühlen, sie wenig Fachliches lernen, ihr Handeln in dieser Situation nicht kontrolliert werden kann und Fehler erst per Zufall irgendwann erkannt werden. Auch eine fehlende Begleitung in Situationen, wie z. B. einem Notfall, hindert Auszubildende daran, aus der speziellen Situation zu lernen. Sie erleben dies als eine Verweigerung, lernen zu dürfen, wie bei einem Notfall vorzugehen ist.

Während der praktischen Ausbildung erleben Auszubildende verschiedene Teams verschiedener Einsatzbereiche. Teams, in denen sich Auszubildende nicht wohlfühlen und Angst haben, dass hinter ihrem Rücken über sie gelacht oder schlecht geredet wird, hindert sie daran, nachzufragen, wenn sie etwas nicht verstanden haben. Auszubildende erleben die empfundene Angst hemmend für den eigenen Lernprozess und das Team solcher Stationen als Lernhindernis. Kommt es in einem Team zu Konflikten, macht Auszubildenden die Arbeit keinen Spaß und sie erleben bei sich eine Demotivation, etwas zu lernen, die nachhaltig auch zu Hause anhält. Eine negativ empfundene Atmosphäre im Team hemmt Auszubildende daran, nachzufragen und sich ins Team zu integrieren. Diesbezüglich berichten Auszubildende:

„(…) ich habe auch überhaupt keinen Fuß mehr gefasst" (I 10, Z 278–279).

Auszubildende erleben auch, dass die Beziehung zu Gesundheits- und (Kinder-) Krankenpflegenden selbst ein Lernhindernis sein kann. So machen Auszubildende die Erfahrung, dass sie bei einer nicht stimmigen Beziehung keine Lernförderung erhalten und ihnen das Lernangebot vorenthalten wird.

Das Gefühl der Auszubildenden, ein Lernhindernis zu erleben, wird dadurch verstärkt, dass sie häufig erfahren, dass Gesundheits- und (Kinder-) Krankenpflegende nicht erklären können. Auszubildende erleben das Handeln der Gesundheits- und (Kinder-) Krankenpflegenden, für das ihnen eine Erklärung fehlt, dann als unreflektiert. Auszubildende berichten auch, dass Gesundheits- und (Kinder-) Krankenpflegende den Kontakt zu ihnen meiden, wenn sie nicht über ausreichend Wissen verfügen.

Auch das Übertragen von Auszubildenden als sinnlos empfundener Aufgaben lässt Auszubildende keinen Lernfortschritt verspüren.

„Sinnlose Aufgaben wie Labor wegbringen, (…), Akten abheften, (…), Wege wischen, Türklinken abputzen, (…) die Müllsäcke entleeren, was eigentlich gar nicht in meinen Aufgabenbereich fällt, solche Aufgaben, die (…) dann auf mich abgewälzt werden, wo ich ja effektiv nichts davon lerne. Ja, was soll ich aus Türklinken abputzen lernen? Ja" (I 8, Z 333–339).

Auszubildende erleben den so empfundenen geringen Lerneffekt frustrierend und von Gesundheits- und (Kinder-) Krankenpflegenden als nicht erkannt. In der Beziehung zu Gesundheits- und (Kinder-) Krankenpflegenden werden Auszubildenden somit Aufgaben übertragen, die sie als Lernhindernis im eigenen Lernprozess wahrnehmen. Auszubildende berichten in diesem Zusammenhang auch, dass sie durch die Übertragung solcher „… Hiwi-Aufgaben …" (I 8, Z 365), ihr vorhandenes Wissen, ihren Lernstand nicht zeigen können und das Übertragen von Einzelverrichtungen nur einen geringen Lerneffekt hat.

„Ähm, (...) ja, wenn es nicht so schön war, dann wurde man meistens eigentlich nur geschickt. ..., da hat man sich dann halt eher abgeschoben gefühlt als Schüler. Man hat halt nicht so viel gelernt ..." (I 9, Z 16–21).

Die Zuteilung solcher Aufgaben führen Auszubildende häufig auf eine nicht funktionierende Zusammenarbeit mit Gesundheits- und (Kinder-) Krankenpflegenden, auf ein fehlendes Miteinander, zurück. Sind solche von Auszubildenden als „Hiwi-Arbeiten" bezeichnete Aufgaben die vorwiegenden Tätigkeiten der Auszubildenden und erstrecken sich diese über die gesamte Einsatzlänge, dann erleben sie die Arbeit mit wenig Freude und als demotivierend. Dies lässt bei Auszubildenden den Gedanken aufkommen, sich für den Dienst krank zu melden.

Für das Lernen hinderlich erleben Auszubildende in der Beziehung zu Gesundheits- und (Kinder-) Krankenpflegenden auch eine Abwertung der eigenen Ausbildung. So berichten Gesundheits- und (Kinder-) Krankenpflegende gegenüber Auszubildenden, dass sie heute nie mehr mit der Ausbildung beginnen würden und in 20 Jahren niemand mehr Lust habe, den Job zu machen. Solche Aussagen erleben Auszubildende als Lernhindernis, in dem sie auf diese Weise für das eigene Lernen demotiviert werden.

Aber auch das eigene fehlende Interesse am speziellen Fachbereich des Lernortes erleben Auszubildende hemmend für den eigenen Lernprozess und damit als Lernhindernis.

Auszubildende erleben in der Beziehung zu Gesundheits- und (Kinder-) Krankenpflegenden diese als lernfördernd.

In der Beziehung zu Gesundheits- und (Kinder-) Krankenpflegenden erleben Auszubildende eine Lernförderung.

Eine Eins-zu-Eins-Betreuung, d. h. eine Gesundheits- und (Kinder-) Krankenpflegende / ein Gesundheits- und (Kinder-) Krankenpfleger betreut eine Auszubildende / einen Auszubildenden, erleben Auszubildende als nicht selbstverständlich, sondern als großes Glück und als sehr positiv. Eine Eins-zu-Eins-Betreuung ist Auszubildenden wichtig, denn diese ermöglicht eine sofortige Rücksprache bei Verständnisschwierigkeiten und stellt für Auszubildende eine Unterstützung bei Überforderungen dar. Eine Eins-zu-Eins-Betreuung ermöglicht eine Anleitung der Auszubildenden nach Bedarf und kann, so berichten Auszubildende, wesentlichen Einfluss auf das Lernen haben.

Bei einer Eins-zu-Eins-Betreuung lernen Auszubildende von Gesundheits- und (Kinder-) Krankenpflegenden den fachmännischen Umgang mit Patienten und von routinierten Handlungen, wenn es der Bedarf des Patienten verlangt, abzuweichen.

9.2 Interviews der Auszubildenden

Das Einfließenlassen ihrer Berufserfahrung unterstützt Auszubildende dabei, Theorie und Praxis miteinander zu verbinden. Fehler der Auszubildenden fallen sofort auf und können direkt gemeinsam reflektiert werden. Gesundheits- und (Kinder-) Krankenpflegende, die Auszubildende explizit zum Reflektieren auffordern, werden für den eigenen Lernprozess wichtig erlebt. Zu dem können im Rahmen einer Eins-zu-Eins-Betreuung Gesundheits- und (Kinder-) Krankenpflegende eher korrigierend eingreifen und gezielt Tipps geben. Insgesamt erleben Auszubildende die Beziehung zu Gesundheits- und (Kinder-) Krankenpflegenden im Rahmen einer Eins-zu-Eins-Betreuung förderlich für den eigenen Lernprozess. Das Lernen positiv beeinflussend und die Lernmotivation steigernd, erleben Auszubildende diejenigen Gesundheits- und (Kinder-) Krankenpflegende, die Interesse am Lernerfolg der Auszubildenden zeigen und die ihre Arbeit mit Herz und Engagement für den Patienten erledigen. In der Berufsfreude und der damit verbundenen Berufsmotivation der Gesundheits- und (Kinder-) Krankenpflegenden erleben Auszubildende einen wichtigen Aspekt der Lernförderung.

Auszubildende wünschen sich für den Lernort Praxis zum einen eine enge Begleitung.

> *"..., dass man gemeinsam geht, also dass man den Weg, wenn ich da irgendwo bin, den Weg möchte ich gerne gemeinsam gehen" (I 7, Z 293–295).*

Sie wünschen sich, dass sie an die Hand genommen werden, um ein Einschleichen von Fehlern zu vermeiden, um jederzeit Fragen stellen zu können und, um von Gesundheits- und (Kinder-) Krankenpflegenden zu lernen. Erleben Auszubildende ein Hand-in-Hand-Arbeiten mit Gesundheits- und (Kinder-) Krankenpflegenden, erleben sie dies als angenehm, wertvoll für das Lernen und wichtig, um eigene Routine im Handeln zu entwickeln. Zum anderen wünschen sich Auszubildende aber auch den Freiraum, eigene Lernwege gehen zu können.

> *"Hm (…) ja am ehesten ein An-die-Hand-nehmen, so ein Zwischenspiel aus Machen-Lassen und Kontrollieren. (…) und dass man wirklich zusammen schafft, … Also die zwei Methoden, (…) haben mir am meisten gebracht, denke ich" (I 11, Z 206–209).*

Auf diese Art mit Gesundheits- und (Kinder-) Krankenpflegenden gemeinsam zu lernen, ist Auszubildenden auf dem Weg zur Eigenständigkeit wichtig. Eine mit dem Team der Station gemeinsame Verfolgung ihrer Lernziele, erleben Auszubildende zu dem für ihren Lernfortschritt wichtig. Von konkreten Hinweisen und Tipps, von präzisen Erklärungen von Zusammenhängen der Gesundheits- und (Kinder-)

Krankenpflegenden, die Auszubildende als sehr wichtig erachten, wie z. B. bei der gemeinsamen Durchführung eines Verbandswechsels, lernen Auszubildende solche Pflegehandlungen strukturiert und organisiert durchzuführen. Hinweise und Tipps der Gesundheits- und (Kinder-) Krankenpflegenden werden von Auszubildenden als wichtige Unterstützung im Lernprozess erlebt. Einen besonderen Einfluss der Gesundheits- und (Kinder-) Krankenpflegenden erleben Auszubildende in Bezug auf das Lernen von bürokratischen Inhalten und auf das Lernen, Pflegehandlungen zu planen, zu organisieren und strukturiert durchzuführen. Einen damit verbundenen pflegerischen Erfolg zu erfahren, wirkt auf das Lernen der Auszubildende zusätzlich motivierend.

Auszubildende erleben, dass Gesundheits- und (Kinder-) Krankenpflegende einen wesentlichen Anteil an ihrem Lernprozess haben. Sie berichten dazu, auch aus Fehlern der Gesundheits- und (Kinder) Krankenpflegenden zu lernen.

"... ich denke eher, dass mein Lernprozess dadurch gesteigert wird, dass ich halt auf Station viel sehe, wie es nicht gemacht werden soll ..." (I 8, Z 222–223).

Situationen, in denen Auszubildende das Handeln der Gesundheits- und (Kinder-) Krankenpflegenden anzweifeln, bleiben im Gedächtnis und Auszubildende nehmen sich vor, so nicht zu handeln.

Das Lernen fördernd, erleben Auszubildende auch, wenn sie auf eigene Fehler hingewiesen werden. Aus eigenen Fehlern zu lernen, erleben Auszubildende ebenso positiv, wie das Lernen aus eigenen Erfahrungen. Auszubildende wünschen sich, Dinge selbst ausprobieren zu können, um eigene Erfahrungen zu machen. Fehler machen zu dürfen, erleben Auszubildende als wichtige Voraussetzung für das Lernen.

Werden Auszubildende nicht mehr an die Hand genommen, wie es z. B. Auszubildende aus höheren Semestern erleben, erfahren sie dies als Förderung ihrer Eigenständigkeit und als Vorbereitung auf die Zeit nach dem Examen.

Auszubildende wünschen sich von Gesundheits- und (Kinder-) Krankenpflegenden, dass sie das Lernen fördern, indem sie von Auszubildenden fordern, ihr theoretisches Wissen einzusetzen und anzuwenden und ihre praktischen Fertigkeiten zu zeigen, um auf diese Weise den Lernstand der Auszubildenden zu erfassen. Diesbezüglich bewerten Auszubildende das Abfragen ihres theoretischen Hintergrundwissens oder das Bewältigen schwieriger Aufgaben als positiv, wenn sie die Antwort wissen. Wissen sie hingegen die Antwort nicht, fühlen sie sich unwohl. Um dieses Gefühl zu umgehen, lernen Auszubildende, um zukünftig gestellte Fragen der Gesundheits- und (Kinder-) Krankenpflegenden beantworten zu können. Auszubildende berichten, dass sie durch gezieltes Abfragen viel lernen und dadurch motiviert werden, zu Hause weiter zu lernen. Aufbauend auf dem durch Abfragen eruierten Lernstand, so berichten Auszubildende, können sie dann zunehmend eigenständig Tätigkeiten durchführen. Fordern der Auszubildenden, erleben diese somit als positive Unterstützung auf dem Weg zur Eigenständigkeit und eigenständiges Arbeiten motiviert und bereitet Freude am Lernort Praxis. Um Lernfortschritte zu erzielen, ist es Auszubildenden auch wichtig, selbst jederzeit Fragen stellen zu können und, dass Gesundheits- und (Kinder-) Krankenpflegende über das Wissen verfügen, diese Fragen beantworten zu können. Kompetentes Personal wird als Lernförderung erlebt.

Als die Lernmotivation positiv beeinflussend, erleben Auszubildende außerdem Lob der Gesundheits- und (Kinder-) Krankenpflegenden. Entgegengebrachtes Lob und Zutrauen, so berichten Auszubildende, sind wichtig, angenehm, fördern das Wohlbefinden und motivieren ebenso zum Lernen wie Erfolgserlebnisse.

Lernfördernd erleben Auszubildende in der Beziehung zu Gesundheits- und (Kinder-) Krankenpflegenden auch ein zeitnahes Feedback, das außerdem unterstützend für ein positives Miteinander erlebt wird. Auszubildende wünschen sich ein Feedback, um zu erfahren, was sie gut und was sie weniger gut machen. Eine Rückmeldung der Gesundheits- und (Kinder-) Krankenpflegenden an Auszubildende empfinden Auszubildende als positiven Einfluss auf das Lernen. Weniger positiv erleben Auszubildende Feedbackgespräche, in denen sie gesagt kriegen, dass sie für einen Fachbereich nicht geeignet seien. Eine solche Urteilsbildung der Gesundheits- und (Kinder-) Krankenpflegenden wird für das Lernen nicht förderlich empfunden. Auszubildende geben ebenso Feedback an Gesundheits- und (Kinder-) Krankenpflegende z. B. hinsichtlich ihres Lernbedarfs oder, um Lernwünsche zu äußern. Wird den Wünschen bzw. dem Bedarf entsprochen, erfahren Auszubildende dies förderlich für das Lernen.

Erleichternd für das Lernen und damit lernfördernd erleben Auszubildende am Lernort Praxis den direkten Patientenbezug. Theoretisch Gelerntes mit einer konkreten Patientensituation verbinden zu können, trägt entscheidend zum Lernprozess bei und wird häufig erst dadurch gefestigt. Erleben Auszubildende, dass sie theoretische Lerninhalte mit der Praxis verbinden können und Zusammenhänge erkennen, empfinden sie dies als Lernerfolg und positiv für das Selbstbewusstsein, das eigene Wohlbefinden und die Lernmotivation. Einen wesentlichen Einfluss haben dabei Gesundheits- und (Kinder-) Krankenpflegende, die Auszubildende dabei unterstützen, die individuelle Patientensituation korrekt einzuschätzen.

Für das Lernen förderlich und eine wichtige Voraussetzung für den Lernerfolg erleben Auszubildende außerdem ihr eigenes Wohlbefinden. Auszubildende, die im Team des Einsatzbereiches integriert sind und eine positive Atmosphäre in einer positiven Beziehung zu Gesundheits- und (Kinder-) Krankenpflegenden erfahren, fühlen sich wohl und sind motivierter und interessierter. Interesse und Motivation empfinden Auszubildende wiederum als wichtige Voraussetzungen, um zu lernen.

Auszubildende erleben die Beziehung zu Gesundheits- und (Kinder-) Krankenpflegenden in Abhängigkeit von deren Interesse und Engagement.

In der Beziehung zu Gesundheits- und (Kinder-) Krankenpflegenden erleben Auszubildende ein ihnen signalisiertes Interesse bezüglich ihres Lern- und Wissensstandes und ihres Wohlbefindens dadurch, dass sich Gesundheits- und (Kinder-) Krankenpflegende bei Auszubildenden nach ihrem Wohlergehen erkundigen. Das so gezeigte Interesse an der Einzigartigkeit eines jeden Auszubildenden wird als positiv und fördernd für den Beziehungsaufbau zum Team erlebt und lässt Auszubildende ein freundschaftliches und interessiertes Verhältnis zu Gesundheits- und (Kinder-) Krankenpflegenden empfinden. Durch das so erfahrene Verhältnis, erleben Auszubildende bei sich selbst eine motivierende Wirkung und sehen das signalisierte Interesse der Gesundheits- und (Kinder-) Krankenpflegenden als wesentlich für den eigenen Lernerfolg und das Wohlbefinden am Lernort Praxis an. Für das Wohlbefinden am Lernort Praxis erkennen Auszubildende aber auch die Notwendigkeit des eigenen Interesses am jeweiligen Fachbereich.

> Eine „(…) interessierte Verbindung auch von beiden Seiten, dass der Schüler sich interessiert zeigt, aber auch die Pflegekraft gegenüber dem Schüler" (vgl. I 8, Z 387–388), …

… die auf Gegenseitigkeit beruht, erleben Auszubildende als positiven Einfluss auf den Arbeitsalltag, die Zusammenarbeit und die eigene Motivation. Ein fehlendes Interesse der Gesundheits- und (Kinder-) Krankenpflegenden erleben Auszubildende als demotivierend und sehen es darin begründet, dass sie die anfallende Arbeit der Gesundheits- und (Kinder-) Krankenpflegenden nicht reduzieren können und diese somit keinen Grund für eine interessieret Haltung gegenüber Auszubildenden sehen.

Auszubildende erleben sich als Ressource für Gesundheits- und (Kinder-) Krankenpflegende.

Am Lernort Praxis erleben sich Auszubildende in der Beziehung zu Gesundheits- und (Kinder-) Krankenpflegenden häufig als Ressource. Dies führen Auszubildende auf die bei sich selbst erkannte Zuverlässigkeit zurück.

9.2 Interviews der Auszubildenden

> *„Offen. Ehrlich. Interessiert. (…), dass ich Situationen, die da sind, zügig erkenne (…)" (I 7, Z 227–231)* …

… führt dazu, dass Gesundheits- und (Kinder-) Krankenpflegende Auszubildende als Ressource nutzen. Gesundheits- und (Kinder-) Krankenpflegende sehen in Auszubildenden aber auch eine Ressource, eine Chance, um etwas weiterzugeben, was ihnen selbst wichtig ist. Das Gefühl als Chance wahrgenommen zu werden, führt bei Auszubildenden wiederum zu einer gesteigerten Motivation. Haben Gesundheits- und (Kinder-) Krankenpflegende das Wissen über den Lernstand der Auszubildenden, dann erleben Auszubildende dies als Erleichterung zum einen für die Zusammenarbeit und zum anderen für die Arbeit der Gesundheits- und (Kinder-) Krankenpflegenden, die dann auch gezielt auf Auszubildende als Ressource zugreifen können.

Auszubildende erleben die Zusammenarbeit mit Gesundheits- und (Kinder-) Krankenpflegenden in Abhängigkeit von ihrer Selbstständigkeit. Je selbstständiger Auszubildende arbeiten, desto intensiver erleben sie die Zusammenarbeit. Dementsprechend erleben besonders Auszubildende aus höheren Semestern, eine Ressource für Gesundheits- und (Kinder-) Krankenpflegende zu sein.

Für die Zusammenarbeit mit Gesundheits- und (Kinder-) Krankenpflegenden wünschen sich Auszubildende, Lösungsvorschläge gemeinsam zu finden und erleben in bestimmten Situationen eine enge Begleitung durch Gesundheits- und (Kinder-) Krankenpflegende als wichtig.

> *„Das war so eine Situation, wo ich mir gewünscht hätte als Schüler, dass mich jemand an die Hand nimmt …" (I 9, Z 35–36)*.

Bleibt diese enge Begleitung aus, erleben Auszubildende diese Situationen *„Das war jetzt eine Notfall-Situation (…)" (I 9, Z 36)*, mit dem Gefühl des Abgeschoben seins, verbunden mit einer fehlenden Wertschätzung.

Erfahren Auszubildende ein Hand-in-Hand-Arbeiten, dann beschreiben sie dies als ein schönes Miteinander, das Situationen, die nicht regelrecht verlaufen, kompensieren kann. Auszubildende berichten, dass ein verzahntes Miteinander in der Zusammenarbeit …

> … *„(…), dass man wirklich zusammen schafft …" (I 11, Z 208),* …

… das Lernen positiv beeinflusst. Dabei erleben sie das Miteinander als besonders wichtig. Diesbezüglich betonen Auszubildende, dass Gesundheits- und (Kinder-) Krankenpflegende Einfluss auf das Lernen haben, dass der Lerneffekt allerdings davon abhängt, mit wem man zusammen arbeitet. Außerdem berichten Auszubildende, dass sie im Rahmen ihrer praktischen Ausbildung auch immer wieder Gesundheits- und (Kinder-) Krankenpflegende erleben, die es vorziehen, alleine zu arbeiten und an keiner Zusammenarbeit mit Auszubildenden interessiert sind.

In der Zusammenarbeit mit Gesundheits- und (Kinder-) Krankenpflegenden erfahren Auszubildende auch, dass sie von der gemeinsamen Pause ausgeschlossen werden, um für während dieser Zeit anfallende Patienten- und Stationsbelange zuständig zu sein. Dabei passieren Auszubildenden Fehler, die sie auf die fehlende Begleitung zurückführen.

Auszubildende erkennen den Unterstützungsbedarf der Gesundheits- und (Kinder-) Krankenpflegende und wollen sie bei ihrer Arbeit entlasten.

„(...) man macht auch gerne dann Dinge, die man eigentlich nicht so gerne macht. Ja, wenn es schon der dreißigste Müllsack ist, dann macht man es halt immer noch mit einem Lächeln und denkt sich, das ist zwar jetzt nicht so schön, aber ich mach das jetzt einfach, weil ich weiß, das entlastet auch meine Kollegen, die auch im Umkehrschluss, wenn jetzt wieder eine tolle Untersuchung kommt oder so, die dann sagen: „... komm, geh da mit oder so" (...) Also einfach ein schönes Miteinander (...) das finde ich immer am wichtigsten" (I 9, Z 174–181).

Auszubildende erleben sich hier als eine Ressource, die Gesundheits- und (Kinder-) Krankenpflegende bei ihrer Arbeit entlasten kann. Im Gegenzug erleben Auszubildende dann, dass Gesundheits- und (Kinder-) Krankenpflegende ihnen bestimmte Lernereignisse ermöglichen. Dieses Miteinander ist Auszubildenden in der Zusammenarbeit mit Gesundheits- und (Kinder-) Krankenpflegenden am wichtigsten.

Auszubildende erleben die Beziehung zu Gesundheits- und (Kinder-) Krankenpflegenden unter dem Einfluss von Rahmenbedingungen und der Atmosphäre auf Station.

Auszubildende erleben während ihrer praktischen Ausbildungszeit auf den Stationen eine Atmosphäre, die durch ein harmonisches Miteinander im Team und eine dadurch empfundene positive Grundstimmung geprägt ist. Diese Teamatmosphäre der Stationen, am Lernort Praxis, erleben Auszubildende als einen wesentlichen Einflussfaktor auf das Lernen und zugleich als eine Voraussetzung für erfolgreiches Lernen. Zudem kann das Erleben einer positiven Atmosphäre Auszubildenden das Umgehen mit schwierigen Situationen, z. B. im Rahmen der Palliativversorgung, erleichtern, bei der Versorgung sterbender Patienten entstehenden Überforderungen der Auszubildenden entgegenwirken und deren damit verbundene Ängste reduzieren.

9.2 Interviews der Auszubildenden

Auszubildende erleben auf den Stationen aber auch eine Atmosphäre, die geprägt ist durch ein von ihnen erlebtes abweisendes Verhalten der Gesundheits- und (Kinder-) Krankenpflegenden und eine gefühlte „Kühle" (vgl. I 10, Z 107) in der Beziehung zu Gesundheits- und (Kinder-) Krankenpflegenden.

„Eher kühl, also ich habe mich gefühlt, als ob es wäre, wenn ich nicht da wäre, also nicht, äh, wohlgefühlt. Ähm kühl, abweisend und auch manchmal ein bisschen (...) ja, aggressiv nicht, aber energisch gegenüber mir ... Wenn ich nicht sofort (...) gesprungen bin, wurde es dann ein bisschen energischer, (...)" (I 10, Z 107–111).

Diese, zum Teil auch energische, Beziehung zu erleben, führt bei Auszubildenden zu Unwohlsein, das sich mitunter über die gesamte Einsatzzeit erstreckt und von Auszubildenden als Ursache für ein Motivationstief erlebt wird. Verbunden mit dem Wunsch der Auszubildenden, nicht an diesem Lernort zu sein, erleben sie das durch die empfundene Atmosphäre ausgelöste Motivationstief hinderlich für erfolgreiches Lernen.

Erleben Auszubildende Unstimmigkeiten bzw. Spannungen in der Beziehung zu einer einzelnen Pflegekraft, z. B. auf Grund von Störungen in der Kommunikation, dann erfahren sie, wie sich die Atmosphäre in der Beziehung zu einer einzelnen Pflegekraft auf das gesamte Team ausbreitet. Dies erleben Auszubildende als belastend und anstrengend und lässt Selbstzweifel und Schuldgefühle entstehen.

Außerdem erleben Auszubildende die Beziehung zu Gesundheits- und (Kinder-) Krankenpflegenden unter dem Einfluss von am Lernort Praxis gegebenen Rahmenbedingungen. Solche von den Auszubildenden genannten Rahmenbedingungen sind die Anrechnung der Auszubildenden auf dem Stellenplan, der Personalschlüssel, das Vorhandensein von Fachpersonal und die Zeit, die Auszubildenden von Gesundheits- und (Kinder-) Krankenpflegenden zum Lernen zugestanden wird. Diesbezüglich erleben Auszubildende, dass Gesundheits- und (Kinder-) Krankenpflegenden das Anleiten leichter fällt, wenn Auszubildende nicht auf dem Stellenplan angerechnet sind. Findet hingegen, wie es meist die Regel ist, eine Anrechnung der Auszubildenden auf dem Stellenplan statt, dann erleben sie dies als eine Rahmenbedingung, die Gesundheits- und (Kinder-) Krankenpflegende daran hindert, mit Auszubildenden am Lernort Praxis in eine Beziehung zu treten, um sie gezielt und geplant anzuleiten und beim Lernen zu begleiten. Auszubildende erleben, dass sowohl ihre Anrechnung auf dem Stellenplan als auch ein nicht ausreichender Personalschlüssel der Stationen es Gesundheits- und (Kinder-) Krankenpflegenden schwierig macht, Auszubildende beim Lernen zu betreuen.

Eine von Auszubildenden erlebte Hektik beim Ankommen auf einer neuen Station / in einem neuen Einsatzbereich erschwert ihnen die Orientierung und damit das Kennenlernen des neuen Einsatzbereiches und lässt den Wunsch nach einem festen Ansprechpartner entstehen.

„Mhm die Atmosphäre, also die Atmosphäre im Team, aber auch auf Station. Also wenn das eine ziemlich hektische Station ist, fällt es mir zum Beispiel schwerer, Fuß zu fassen und auch weiter zu lernen. Und ..., ob da im Team die Atmosphäre stimmt, (...)" (I 10, Z 221–223).

Auszubildende erleben in der Beziehung zu Gesundheits- und (Kinder-) Krankenpflegenden Unterschiede im Miteinander.

Auszubildende erleben in der Beziehung zu Gesundheits- und (Kinder-) Krankenpflegenden ein unterschiedliches Miteinander, in dem sie sich selbst als offen, ehrlich und interessiert beschreiben. Dieselben persönlichen Eigenschaften und ein vertrauensvolles Verhältnis wünschen sich Auszubildende von Gesundheits- und (Kinder-) Krankenpflegenden im Miteinander.

Meistens erfahren Auszubildende auch, dass Gesundheits- und (Kinder-) Krankenpflegende ebenso offen im Umgang mit ihnen sind und die Beziehung zueinander wird eher freundschaftlich empfunden. Diese Offenheit erleben Auszubildende als eine positive Unterstützung für das Miteinander und damit für den Beziehungsaufbau zu Gesundheits- und (Kinder-) Krankenpflegenden. Dies erleben sie wiederum als angenehm und positiv, was dazu führt, dass sie zu vielen Stationen, auf denen sie einmal eingesetzt waren und wo das Zwischenmenschliche stimmig empfunden wurde, eine gute Beziehung haben und noch immer gerne dorthin gehen, sei es zu Besuch oder, wenn sie Hilfe bei der Beantwortung fachlicher Fragen benötigen. Ein offenes Miteinander lässt Auszubildende eine Beziehung zu Gesundheits- und (Kinder-) Krankenpflegenden erleben, die somit förderlich und wichtig für das Lernen, auch nach der Einsatzzeit, ist. Eine herzliche Begegnung und *„... Tür-und-Angel-Gespräche auf dem Flur."* (I 7, Z 273), wenn sich Auszubildende und Gesundheits- und (Kinder-) Krankenpflegende zufällig treffen, bestätigt ihr Gefühl einer guten Beziehung. Das Team trägt somit entscheidend dazu bei, ob sich Auszubildende am jeweiligen Lernort wohlfühlen. Auffallend für Auszubildende ist, dass sie den offenen Umgang und das freundliche Miteinander nuanciert vom Ausbildungsstand erleben. So findet ein Austausch über private Dinge eher in höheren Semestern statt. Auch eine Integration ins Team, die Auszubildenden sehr wichtig ist, erleben eher diejenigen, die sich im letzten Lehrjahr befinden, was sie auf ihre zunehmende Fachkompetenz zurückführen. Auch die Kommunikation ...

9.2 Interviews der Auszubildenden

... „(...) mit den Ärzten, mit dem Pflegeteam, das hat eine ganz andere Ebene als wie im ersten Ausbildungsjahr. Ja" (I 8, Z 23–24).

Dies führt dazu, dass Auszubildende nicht gleichsam ins Team integriert werden und manchen sogar eine Integration verweigert wird. Auszubildende erleben dies als eine unterschiedliche Behandlung, als eine Bevorzugung ihrer Kurskollegen und als ein unterschiedliches Miteinander im Umgang mit Auszubildenden. Diese fehlende Gleichwertigkeit im Miteinander erleben Auszubildende auch, wenn sie sich Gesundheits- und (Kinder-) Krankenpflegenden unterordnen müssen und nicht auf Augenhöhe mit ihnen kommuniziert wird. Auszubildende erleben diese Differenzierung im Miteinander als negativen Einfluss auf die Beziehung zu Gesundheits- und (Kinder-) Krankenpflegenden. Auszubildende beschreiben die Beziehung dann als frustrierend. Den Wunsch nach einer Erklärung lehnen Gesundheits- und (Kinder-) Krankenpflegende gegenüber Auszubildenden ab.

Auszubildende erleben aber auch, dass sich eine fehlende positive Grundstimmung, eine Unzufriedenheit der Gesundheits- und (Kinder-) Krankenpflegenden auf den offenen Umgang im Miteinander negativ auswirkt und bei Auszubildenden zu Unwohlsein führt. Eine negative Stimmung einzelner Gesundheits- und (Kinder-) Krankenpflegenden überträgt sich auf das gesamte Team. Hingegen erleben Auszubildende, dass eine positive Stimmung genauso ansteckend sein kann und alle im Team motiviert. Auszubildende hoffen, dass ihr eigenes offenes Verhalten erwidert wird. Fühlen sich Auszubildende in einem Team nicht wohl, erleben sie sich selbst als eher unmotiviert, sind an einem Kontakt zu anderen weniger interessiert und wollen die Einsatzzeit einfach hinter sich bringen.

Für das Miteinander und die Beziehung zu Gesundheits- und (Kinder-) Krankenpflegenden entscheidend, empfinden Auszubildende außerdem die Sympathie zueinander. Dementsprechend wird die Beziehung manchmal nicht gut empfunden, worunter Auszubildende leiden, weil sie dann vorwiegend patientenferne Tätigkeiten, wie das Auswaschen von Schränken, zugeteilt bekommen. Auszubildende wünschen sich, über Unstimmigkeiten in der Beziehung, im Miteinander zu sprechen. Diesem Wunsch wird von Seiten der Gesundheits- und (Kinder-) Krankenpflegende allerdings häufig nicht entsprochen und es folgt eine Ablehnung.

Außerdem beschreiben Auszubildende, dass es Einsatzorte gibt, wo das Miteinander unfreundlich und kühl ist, was sich negativ auf ihre eigene Motivation auswirkt. Ebenso Auswirkung auf die Motivation hat eine fehlende Persönlichkeit im Miteinander. Wenn Auszubildende und Gesundheits- und (Kinder-) Krankenpflegende wenig voneinander wissen, erleben Auszubildende eine geringere Arbeitsmotivation und eine geringere Freude an der Arbeit.

Aber auch die Persönlichkeit im Miteinander erleben Auszubildende in Abhängigkeit vom Ausbildungsstand. So berichten Auszubildende, dass in höheren Semestern das Miteinander persönlicher wird und Gesundheits- und (Kinder-) Krankenpflegende zunehmend Interesse an den beruflichen Zielen der Auszubildenden zeigen. Auch das eigene Privatleben wird dann zum Gesprächsthema. Auszubildende und Gesundheits- und (Kinder-) Krankenpflegende lernen sich auf diese Weise im Miteinander kennen. Das Gegenüber zu kennen und sich zu verstehen, bereitet Auszubildenden Freude an der Arbeit im Team und Spaß im Miteinander. An diesem harmonischen Miteinander, so berichten Auszubildende, haben auch Patienten ihre Freude und lassen erkennen, dass sie die positive Beziehung zwischen Auszubildenden und Gesundheits- und (Kinder-) Krankenpflegenden wahrnehmen und dass ihnen diese gut tut. Zu einem harmonischen Miteinander trägt auch bei, dass Gesundheits- und (Kinder-) Krankenpflegende Auszubildende an der Pausenregelung teilhaben lassen. Dieses nette und offene Entgegenkommen bereitet Auszubildenden Freude und wird gerne von ihnen erwidert. Eine positive Beziehung und eine gute Teamatmosphäre, die sich nach Aussagen der Auszubildenden im Zwischenmenschlichen, darin, wie sich Gesundheits- und (Kinder-) Krankenpflegende mit Auszubildenden auseinandersetzen, zeigt, macht Auszubildenden Mut, Fragen zu stellen und motiviert zum lernen.

Fehlt hingegen das Persönliche und Auszubildende und Gesundheits- und (Kinder-) Krankenpflegende kennen sich nicht, kommt es häufig zum einen zu Missverständnissen in der Kommunikation, was Auszubildende erschwerend für das Miteinander und die Zusammenarbeit erleben. Zum anderen erleben Auszubildende dann häufig eine Disharmonie im Miteinander zu Gesundheits- und (Kinder-) Krankenpflegenden. Als Folge erfahren Auszubildende eine zunehmende Kontrolle ihrer Tätigkeiten.

„(...) weil sie mir nicht vertraut, weil sie mich gar nicht richtig kennt und sich auch nicht dafür interessiert, was ich kann, ähm, dann fühle ich mich natürlich schlecht, weil ich weiß, ich kann das und dann kontrolliert sie mich aber. Ähm, das wirft mich in meinem Selbstbewusstsein auch ein ganzes Stück zurück" (I 8, Z 99–103).

Diese von Gesundheits- und (Kinder-) Krankenpflegenden, häufig von Einzelnen eines Teams, durchgeführte Kontrolle, erleben Auszubildende als eine ihnen gegenüber empfundene Skepsis, als ein Suchen nach Fehlern, als ein Sticheln, was Auswirkung auf ihre Arbeitsmotivation hat und eine zunehmende Unsicherheit auslöst und dadurch zu Flüchtigkeitsfehlern führt. Bei einer auf diese Art erlebten Disharmonie, befürworten Auszubildende ein oberflächliches Verhältnis, in dem

9.2 Interviews der Auszubildenden

man sich aus dem Weg geht und unnötigen Kontakt vermeidet. Zudem empfinden Auszubildende diese Art der Kontrolle als zusätzliche und unnötige Arbeit für die Gesundheits- und (Kinder-) Krankenpflegenden. Wird immer wieder bei Auszubildenden nach Fehlern gesucht, macht sie dies unglücklich.

Auszubildende berichten, dass sie sich in der Beziehung zu Gesundheits- und (Kinder-) Krankenpflegenden immer untergeordnet erleben, da die letzte Entscheidung immer die Gesundheits- und (Kinder-) Krankenpflegenden treffen. Diese so demonstrierte Überlegenheit im Miteinander und das Gefühl sich unterordnen zu müssen, wollen Auszubildende nicht erleben und wirkt auf sie demotivierend. Werden sie hingegen als vollwertige Person gesehen und erleben sie ein harmonisches Miteinander, selbst in stressigen Situationen, dann gehen sie mit Freude auf Station und sind auch bereit, Tätigkeiten zu übernehmen, die sie sonst nicht gerne machen.

„Also einfach ein schönes Miteinander, ja, (…) das finde ich immer am wichtigsten" (I 9, Z 180–181).

Einen nachhaltig positiven Arbeitstag erleben Auszubildende als angenehm.

Treten Auszubildende und Gesundheits- und (Kinder-) Krankenpflegende am Lernort Praxis in Kontakt zueinander, kommt es zu einem Miteinander, das entscheidend dafür ist, wie Auszubildende die Beziehung zu Gesundheits- und (Kinder-) Krankenpflegenden erleben. Aus diesem Erleben lernen Auszubildende, dass ein respektvolles Miteinander wichtig ist und

„(…), dass die Beziehung wichtig ist zwischen Pflegekräften, also auch zwischen mir und der Pflegekraft (…), dass man Konflikte immer aufarbeiten soll, (…). Das habe ich auf alle Fälle mitnehmen können, ja" (I 10, Z 303–305).

Allerdings, so berichten Auszubildende, vermeiden sie häufig, aus Angst vor Konsequenzen Gesundheits- und (Kinder-) Krankenpflegende mit empfundenen Konflikten zu konfrontieren.

„(…) weil ich dann in so einem Einsatz auch möchte, dass es hinterher noch weiter gut läuft" (I 11, Z 57–58),

Auszubildende erleben in der Beziehung zu Gesundheits- und (Kinder-) Krankenpflegenden ein unterschiedliches Ausbildungsverständnis.
Gesundheits- und (Kinder-) Krankenpflegende reflektieren Auszubildenden gegenüber ihr Verständnis von der heutigen praktischen Gesundheits- und (Kinder-)

Krankenpflegeausbildung. Diesbezüglich erleben Auszubildende, dass Gesundheits- und (Kinder-) Krankenpflegende ihre eigene Ausbildung mit der heutigen Ausbildung vergleichen und bewerten.

„(…) Vor allem die von der alten Schule, da gibt es einige dabei, die die Auszubildenden wahrnehmen als heutzutage kriegen sie alles so hinterher geräumt und heute ist die Ausbildung zu leicht. Das haben viele schon gesagt (…)" (I 11, Z 35–38).

So kommunizieren Gesundheits- und (Kinder-) Krankenpflegende in der Beziehung zu Auszubildenden, dass sie die heutige Ausbildung im Vergleich zur eigens absolvierten Ausbildung zu leicht empfinden. Gesundheits- und (Kinder-) Krankenpflegende, so berichten Auszubildende, begründen diese Empfindung gegenüber Auszubildenden mit einer Veränderung der während der praktischen Ausbildungszeit an Auszubildende gestellten Aufgaben bzw. Tätigkeiten. Patientenferne Tätigkeiten, wie z. B. das Reinigen der „Steckbecken", die Pflegende noch während ihrer praktischen Ausbildung zu erfüllen hatten, gehören heute nicht mehr in das Aufgabenrepertoire von Auszubildenden.

„(…) wir mussten damals noch die Steckbecken mit der Zahnbürste reinigen und so Sachen" (I 11, Z 38–39).

Dies lässt Gesundheits- und (Kinder-) Krankenpflegende zu dem Urteil kommen, dass die eigens absolvierte Ausbildung im Vergleich zur derzeitigen praktischen Gesundheits- und (Kinder-) Krankenpflegeausbildung, schwieriger gewesen sei.

Dieses den Auszubildenden kommunizierte und begründete Urteil, lässt sie zum einen als eine Abwertung der eigenen Ausbildung und des eigenen Berufswunsches erleben. Zum anderen erleben Auszubildende dieses, ihnen von den Gesundheits- und (Kinder-) Krankenpflegenden mitgeteilte Verständnis über die derzeitige Ausbildung, nicht mehr der gegenwärtigen Zeit entsprechend. Gesundheits- und (Kinder-) Krankenpflegende, die dieses Ausbildungsverständnis verkörpern, erleben Auszubildende als für die Lernbegleitung am Lernort Praxis ungeeignet.

Auszubildende wünschen sich von Gesundheits- und (Kinder-) Krankenpflegenden, dass sie den Stationseinsatz im Rahmen der praktischen Gesundheits- und (Kinder-) Krankenpflegeausbildung als eine Chance für alle an der Ausbildung Beteiligten sehen und die Lernbereitschaft der Auszubildenden, neben dem Erfüllen patientenferner Aufgaben, wahrnehmen.

Interpretation der Ergebnisse

Eva Stähling und Alexandra Allmacher

10

Mittels der Datenauswertung nach Mayring konnten insgesamt 25 Kategorien identifiziert werden, die das Erleben der Beziehung der Gesundheits- und (Kinder-) Krankenpflegenden und Auszubildenden zueinander sowie deren Einfluss auf das Lernen der Auszubildenden beschreiben. Die Kategorien zeigen zum einen Gemeinsamkeiten, zum anderen aber auch Verschiedenheiten – einschließlich Gegensätze – im Erleben der Beziehung zueinander und der Auswirkung auf das Lernen. Im Folgenden soll das Entstehen von Divergenzen und Konvergenzen im Erleben von Gesundheits- und (Kinder-) Krankenpflegenden und Auszubildenden erläutert werden und in Bezug zu den Erkenntnissen der aktuellen Studienlagen, sowie des theoretischen Hintergrundes gesetzt werden.

Den Schilderungen des subjektiven Erlebens ist zu entnehmen, dass die Befragten der Beziehung zueinander prinzipiell wohlwollend gegenüberstehen, mit positiven Absichten in Kontakt zueinander treten und für den Beginn der Beziehung offen sind.

Es wird aber auch deutlich, dass beide gegenteilige Erfahrungen gemacht haben, in dem Sinne, dass die Auszubildenden von Gesundheits- und (Kinder-) Krankenpflegenden berichten, die ihnen gegenüber nicht offen sind und die Gesundheits- und (Kinder-) Krankenpflegenden sowohl von Auszubildenden berichten, zu denen der Beziehungsaufbau nur schwer gelingt, wie aber von anderen Gesundheits- und (Kinder-) Krankenpflegenden berichtet, welche der Beziehung gegenüber Auszubildenden nicht offen sind. Die gegenteiligen Erfahrungen der Auszubildenden und die daraus resultierenden Beobachtungen der Gesundheits- und (Kinder-) Krankenpflegenden werden insbesondere in den Studien von Martach und Völkel-Söte (2015), Thiele (2017), Kühne (2009) und Balzer (2009) bestätigt.

Sowohl Gesundheits- und (Kinder-) Krankenpflegende als auch Auszubildende sehen generell die Beziehung zueinander als außerordentlich bedeutsam für die gemeinsame Zeit, die eigene Motivation, die Zusammenarbeit, die Freude am Miteinander, das Lernen der Auszubildenden und für das eigene Wohlbefinden innerhalb der Dyade an. Dies findet sich auch in der Studie von Cornelius-White bestätigt, der unter anderem einen Einfluss der Qualität von Beziehungen auf die Motivation feststellen konnte. Eine von Gesundheits- und (Kinder-) Krankenpflegenden positiv erlebte Beziehung wird als Voraussetzung und motivierend für das aufgebrachte Engagement bezüglich der persönlichen und fachlichen Begleitung und der Anleitung des Auszubildenden während eines Stationseinsatzes empfunden. Ein von Auszubildenden widergespiegeltes Wohlbefinden empfinden Gesundheits- und (Kinder-) Krankenpflegende als wertschätzend und führen es auf ihren eigenen Erfolg im Miteinander der Begleitung und Anleitung zurück.

Gesundheits- und (Kinder-) Krankenpflegende, wie auch Auszubildende sehen in ihrer Beziehung die Auszubildenden in der Rolle als Lernende und erachten es als wichtig und positiv für den Lernfortschritt, aber auch für das Gelingen der Beziehung, wenn diese Rolle der Auszubildenden ernst genommen wird. Lauber konnte in ihrer Studie ebenfalls feststellen, dass das Wahrnehmen der Auszubildenden in ihrer Rolle als Lernende einen großen Einfluss auf den Lernerfolg hat (vgl. Lauber, 2017, 181).

Die Gefühle der Gesundheits- und (Kinder-) Krankenpflegenden, die sie in den Interviews verbalisieren, sind somit interdependent mit dem Verhalten der Auszubildenden zu sehen, denn das was Gesundheits- und (Kinder-) Krankenpflegende tun, hat Einfluss auf den anderen, die Auszubildenden, und umgekehrt. Insofern, dass Gesundheits- und (Kinder-) Krankenpflegende und Auszubildende also wechselseitig voneinander abhängig sind, ist davon auszugehen, dass Gesundheits- und (Kinder-) Krankenpflegende am Lernort Praxis in einer Beziehung zu einander stehen. Dies wird auch durch das folgende Zitat Bubers (2017, 21) deutlich: „Beziehung ist Gegenseitigkeit".

Das Erleben dieser Beziehung zeigt bei Gesundheits- und (Kinder-) Krankenpflegenden und Auszubildenden Gemeinsamkeiten, aber auch Unterschiede auf, die auf unterschiedliche Ursachen zurückzuführen sind.

Eine wesentliche Ursache für das divergente bzw. konvergente Erleben sind die Vorannahmen, die Gesundheits- und (Kinder-) Krankenpflegende und Auszubildende mit in die Beziehung bringen. Gesundheits- und (Kinder-) Krankenpflegende und Auszubildende treten mit der gegenseitigen Annahme, eines für sie als gültig erachteten Beziehungsvertrags, der so genannten Beziehungsdefinition, in Beziehung zueinander. Sowohl Auszubildende als auch Gesundheits- und (Kinder-) Krankenpflegende haben also bestimmte Erwartungen und Wünsche an das Miteinander in der Beziehung zueinander und verkörpern somit ein bestimmtes Beziehungsverständnis. Beide erhoffen voneinander, auf Grund ihres Verhältnisses (Mentor und Mentee), bestimmte Umgangsformen im Miteinander, wie z. B. gegenseitig entgegengebrachten Respekt und eine höfliche und wertschätzende Kommunikation. Explizit formulieren Gesundheits- und (Kinder-) Krankenpflegende in diesem Zu-

10 Interpretation der Ergebnisse

sammenhang auch verschiedene Erwartungen an Auszubildende, wie beispielsweise das namentliche Vorstellen zu Beginn eines Einsatzes. Gesundheits- und (Kinder-) Krankenpflegende haben somit eine funktionale Beziehung zueinander, die sich in einem dyadentypischen (Mentor-Mentee-Verhältnis) Interaktionsmuster zeigt.

Durch das während der Ausbildung gesetzlich vorgegebene Wechseln der Einsatzbereiche, treffen Auszubildende immer wieder als Fremde auf Fremde. Hierbei begegnen sie unterschiedlichen Strukturen und Erwartungen, die sie nicht immer erfüllen können. Diese Schwierigkeit wird ebenfalls von Kühne beschrieben und in der Kategorie „Reglementierung der Persönlichkeit durch stationsgebundene Tätigkeit erleben" dargestellt (vgl. Kühne, 2009, 197–199). Kühne beschreibt hierbei vor allem die Macht, welche Gesundheits- und (Kinder-) Krankenpflegende gegenüber Auszubildenden ausüben. In der hier vorliegenden Arbeit beschreiben die Gesundheits- und (Kinder-) Krankenpflegenden jedoch auch, dass sie diese Schwierigkeit für die Auszubildenden erkennen und es als wichtig ansehen, ihnen Strukturen zu geben. Sie fordern aber auch das Einhalten bestimmter Regeln, was nicht immer von den Auszubildenden gegeben ist. Sie erleben es aber auch, dass Erwartungen an die Auszubildenden gestellt werden, die diese nur schwer erfüllen können – als Fremde in einem neuen Team. Die Auszubildenden berichten vor allem von der fehlenden Orientierung und Hilflosigkeit zu Beginn eines neuen Praxiseinsatzes. Es entsteht eine fehlende Sympathie, die sich auf der Grundlage nicht übereinstimmender Vorannahmen ergibt und dazu führt, dass die Beziehung zueinander nicht stimmig und positiv erlebt wird. Dies bewirkt bei Auszubildenden eine geringe Lernmotivation und ein Unwohlsein.

Wird die Beziehung als positiv bzw. stimmig erlebt, ist von gleichen Voraussetzungen bezüglich geltender Regeln im Miteinander auszugehen. Auf die Beziehungsqualität, positive bzw. stimmige Beziehung, schließen Gesundheits- und (Kinder-) Krankenpflegende und Auszubildende dann auf Grund von Verhaltensindikatoren des anderen.

Gesundheits- und (Kinder-) Krankenpflegende erwarten in ihrer Funktion als Gesundheits- und (Kinder-) Krankenpflegende und als Mentor / Mentorin, auf Grund ihrer Berufserfahrung und ihres Fachwissens, von Auszubildenden respektiert und akzeptiert zu werden und erwarten damit verbunden, dass Auszubildende eine gewisse persönliche Distanz einhalten. Sie berichten aber, dass Auszubildende ihnen diesen Respekt nicht immer entgegen bringen, erkennen aber sehr wohl, dass ein Wahrnehmen persönlicher Erfahrungen der Auszubildende unabdingbar ist, um sie umfassend zu begleiten. Auszubildende fordern hingegen eine Gleichwertigkeit in der Beziehung, der die Gesundheits- und (Kinder-) Krankenpflegenden widersprechen. Diesen Wunsch der Auszubildenden beschreibt auch Lauber (vgl. Lauber, 2017, 181). Die Auszubildenden befürworten außerdem eine Persönlichkeit in der Beziehung zu Gesundheits- und (Kinder-) Krankenpflegenden und führen die Persönlichkeit als eine Bedingung für eine positiv erlebte Beziehung auf. Erleben Auszubildende keine Persönlichkeit, ein Ausbleiben der Selbstenthüllung, haben sie das Gefühl, keine besondere Rolle in der Dyade zu spielen. Die Gesundheits- und (Kinder-) Krankenpflegenden erachten ein Interesse an der Persönlichkeit der Auszubildenden als beziehungsförderlich. Ihnen ist aber ein Wahren der Distanz wichtig und sie widersprechen einer freundschaftlichen Beziehung zu den Auszubildenden, die sie als kritisch sehen.

Sowohl Gesundheits- und (Kinder-) Krankenpflegende als auch Auszubildende berichten, dass sie die Beziehung zueinander in Abhängigkeit vom gegenseitigen Interesse und Engagement erleben. Beide treffen in der Dyade der Beziehung zum einen auf interessierte und engagierte Partner, zum anderen aber auch auf weniger interessierte und engagierte Partner, wobei das gegenseitige Interesse als beziehungsförderlich gesehen wird. Dieser beziehungsförderliche Aspekt wirkt sich zudem positiv auf die eigene Motivation, auf die Freude im Miteinander, aber auch auf das Lernen der Auszubildenden aus, was die Interdependenz der Beziehung zueinander zeigt. Gesundheits- und (Kinder-) Krankenpflegende und Auszubildende fordern bzw. wünschen sich das Interesse des anderen. Gesundheits- und (Kinder-) Krankenpflegende wünschen sich von Auszubildenden ein Interesse an den Lernmöglichkeiten auf Station und ein Hinterfragen ihres Handelns, also ein eher fachliches Interesse. Sie erachten es aber auch als wichtig, dass sie selbst ein Interesse an der Person des Auszubildenden haben. Auszubildenden hingegen ist es am Wichtigsten, dass ein Interesse an ihrer Person, an ihrer Einzigartigkeit besteht, um sich am Lernort Praxis wohlzufühlen und erfolgreich zu lernen. Lauber konnte ebenfalls feststellen, dass Interesse und das Annehmen von Lernvoraussetzungen eine Voraussetzung für einen Lernerfolg der Auszubildenden darstellt und von Beiden gefordert wird. Sie beobachtete aber auch, dass das Interesse von Seiten der Auszubildenden nicht immer umgesetzt wird (vgl. Lauber, 2017, 178). Dies wurde in der vorliegenden Arbeit von Gesundheits- und (Kinder-) Krankenpflegenden ebenfalls so berichtet, die zum Teil ein Desinteresse von Seiten der Auszubildenden erlebten.

Unterschiedliche Vorannahmen scheinen bei Gesundheits- und (Kinder-) Krankenpflegenden auch hinsichtlich der Tätigkeiten zu bestehen, für die Auszubildende verantwortlich sind. So gehen Auszubildende mit der Vorannahme, der Erwartung und dem Wunsch in die Beziehung, mit Gesundheits- und (Kinder-) Krankenpflegenden „auf Augenhöhe", in einer gleichberechtigten Partnerschaft, gemeinsam zu arbeiten und Patienten gemeinsam zu versorgen, da sie dies für das Lernen und das Entwickeln einer zunehmenden Eigenständigkeit als am effektivsten erlebt haben. Eine so erlebte Eins-zu-Eins-Betreuung, durch die Zuteilung einer festen Bezugsperson für den Auszubildenden, befürworten auch Gesundheits- und (Kinder-) Krankenpflegende und sehen darin, die Bedeutsamkeit für das Lernen, speziell für das informelle Lernen. Allerdings erleben sowohl Auszubildende, als auch Gesundheits- und (Kinder-) Krankenpflegende, dass es Gesundheits- und (Kinder-) Krankenpflegende gibt, die den Schwerpunkt nicht im Lernen der Auszubildenden und deren Lernbegleitung sehen, sondern in dem Verrichten von Nebenarbeiten und patientenfernen Tätigkeiten. Dies wird als nicht lernförderlich angesehen und von Kühne beschrieben. Insbesondere durch Aufgaben, die als Hilfsarbeiten gesehen werden, wird das Ausbildungsziel und der Lernerfolg der Auszubildenden gehemmt (vgl. Kühne, 2009, 218–220). Martach und Völkel-Söte führen die hierarchischen Strukturen im Krankenhaus auf, die Gehorsam und bedingungsloses Ausführen der aufgetragenen Tätigkeiten fordern (vgl. Martach, Vökel-Söte, 2015, 90–91). Situative Rahmenbedingungen, wie z. B. mangelndes Personal oder der Arbeitsdruck, aber auch eine für Auszubildende empfundene mangelnde Sympathie, führen dazu, dass Gesundheits- und (Kinder-) Krankenpflegende (gezwungener Maßen) von ihrer Vorannahme, Auszubildende eng zu begleiten, abweichen und zudem der Beziehungsaufbau erschwert wird. Die Verwirklichung der Vorannahmen ist somit durch die vorliegenden Rahmenbedingungen bedingt. Martach und Völkel-Söte beschreiben die Rahmenbedingung des Personalmangels als Ursache für eine Überforderung, die dann zu feindseligem Verhalten führt (vgl. Martach, Völkel-Söte, 2015, 90–91).

Die Gesundheits- und (Kinder-) Krankenpflegenden erleben es, dass sie selbst für manche Auszubildenden schwer Sympathie aufbringen und so schwerer eine Beziehung aufbauen können, aber auch von manchen Auszubildenden aus ihnen weniger Sympathie und somit weniger Interesse an einem Beziehungsaufbau entgegen gebracht wird. Die Gesundheits- und (Kinder-) Krankenpflegenden berichten in den Interviews hingegen nur von einer fehlenden Sympathie seitens der Gesundheits- und (Kinder-) Krankenpflegenden.

Entsprechend dem von Karremann und Finkenauer (2014) beschriebenen grundlegenden Bedürfnis eines Menschen nach Zugehörigkeit zu anderen Menschen und der natürlichen Tendenz des Menschen, Beziehungen aufzubauen, gehen Auszubildende mit der Motivation in einen Praxiseinsatz, positive Bindungen zu Gesundheits- und (Kinder-) Krankenpflegenden zu knüpfen. Diese Motivation spiegelt sich auch in dem Wunsch der Auszubildenden nach einer Eins-zu-Eins-Betreuung wieder. Auszubildende berichten, sich unwohl und ausgeschlossen zu fühlen, wenn ihr Bedürfnis, Bindungen zu knüpfen und Beziehung aufzubauen durch das Erleben einer fehlenden Integration in das Team des jeweiligen Lernortes nicht befriedigt wird. Dies sehen sie wiederum hinderlich für die eigene Lernmotivation und das Lernen an sich. Auch Thiele führt auf, dass es zu einem höheren

Lernerfolg der Auszubildenden kommt, wenn diese sich in das Team integriert fühlen (vgl. Thiele, 2017, 11). Hingegen berichten die Gesundheits- und (Kinder-) Krankenpflegenden, dass sie Auszubildende erleben, welche kein Interesse an dem Beziehungsaufbau aufzeigen. Dies wirkt sich negativ auf das Engagement der Gesundheits- und (Kinder-) Krankenpflegenden hinsichtlich einer Unterstützung des Lernprozesses der Auszubildenden ab.

Beziehungen desselben Typs (Mentor – Mentee) können von Dyade zu Dyade verschieden sein. So erleben Auszubildende höheren Semesters eher eine Integration ins Team als Auszubildende niederen Semesters und damit eine andere Beziehung. Unterschiede in der Beziehung, ausgelöst durch einen höheren Ausbildungsstand der Auszubildenden, berichten die Gesundheits- und (Kinder-) Krankenpflegenden nicht. Diese erleben allerdings, dass Auszubildende leichter eine Beziehung zu jüngeren Gesundheits- und (Kinder-) Krankenpflegenden aufbauen. Menschen neigen generell dazu, eher Beziehungen zu denjenigen aufzubauen, mit denen sie häufiger interagieren (s. Kap. 3), wie z. B. Mentor-Mentee aus höheren Semestern. Häufig erlebte Interaktionen von Auszubildenden höherer Semester mit Gesundheits- und (Kinder-) Krankenpflegenden und der damit verbundenen wechselseitigen Selbstenthüllung (Enthüllungsreziprozität) führen Auszubildende auf ihre, in diesem Ausbildungsstatus zunehmende, Fachkompetenz zurück. Ein gemeinsames Interagieren schafft Vertrauen und führt zu dem von Gesundheits- und (Kinder-) Krankenpflegenden und Auszubildenden beidseits empfundenen Gefühl, sich gegenseitig zu mögen, was die Sympathie zueinander fördert und wie in Kapitel 3 dargestellt, in der Fachliteratur als „Effekt der bloßen Darbietung" beschrieben wird. Eine Eins-zu-Eins-Betreuung bzw. das zur Verfügung stellen einer festen Bezugsperson für Auszubildende wird als förderlich für die Entwicklung von Sympathie und damit für die Beziehung gesehen.

Die räumliche Nähe im Rahmen einer Eins-zu-Eins-Betreuung schafft Vertrautheit und ermöglicht neben der Selbstenthüllung eine Berücksichtigung der Bedürfnisse des anderen und ist ein wirkungsvoller Faktor, der dazu beiträgt, dass Auszubildende und Gesundheits- und (Kinder-) Krankenpflegende Beziehungen zu denjenigen aufbauen, von denen sie glauben, gemocht zu werden. So berichten Auszubildende, diejenigen Gesundheits- und (Kinder-) Krankenpflegenden zu mögen, von denen sie glauben, auch gemocht zu werden.

Das in den Interviews von Gesundheits- und (Kinder-) Krankenpflegenden und Auszubildenden geschilderte Erleben der Beziehung, lässt darauf schließen, dass Gesundheits- und (Kinder-) Krankenpflegende und Auszubildende, im Rahmen des Mentoren-Mentees-Verhältnisses, in einer austauschorientierten Beziehung zueinander stehen. Denn beide erhoffen sich einen gegenseitigen Vorteil voneinander, wenn es wahrscheinlich ist, dass sie im Gegenzug einen vergleichbaren Vorteil

10 Interpretation der Ergebnisse

erhalten. Deutlich wird das Vorliegen einer austauschorientierten Beziehung im beiderseitigen Erleben, den anderen der Dyade als Ressource nutzen zu können. Das Austauschen von Wohltaten, wie z. B. das Wegbringen des dreißigsten Müllsackes (von Auszubildenden berichtet) ist gebunden an die Vorannahme einer Gegenleistung und typisch für austauschorientierte Verbindungen, die weniger eng und weniger vertraut erlebt werden. In einer engen, vertrauten Beziehung wird keine Gegenleistung erwartet. Gesundheits- und (Kinder-) Krankenpflegende und Auszubildende erleben in der Beziehung zueinander ferner eine (soziale) instrumentelle und informationelle Unterstützung, die sich mit ihrer Vorannahme, Auszubildenden Tipps, Ratschläge und Feedback zu geben, um das Lernen zu fördern, deckt. In besonderen Situationen, wie bei einer Notfallsituation, erleben Auszubildende, dass ihre Erwartung an eine emotionale Unterstützung nicht erfüllt wird. Die Gesundheits- und (Kinder-) Krankenpflegenden berichten hingegen, dass ihnen in der Beziehung zu den Auszubildenden deren emotionale Begleitung sehr wichtig ist.

Gesundheits- und (Kinder-) Krankenpflegende und Auszubildende erleben somit die Beziehung zueinander immer in Abhängigkeit von den Vorannahmen, mit denen sie in die Beziehung gehen. Eine beiderseits unbewusst gegebene Übereinstimmung der Vorannahmen führt bei Gesundheits- und (Kinder-) Krankenpflegenden zum Erleben einer positiven Beziehung. Eine fehlende Übereinstimmung bzgl. der Vorannahmen führt zum Erleben einer nicht stimmigen Beziehung. Sowohl das Erleben einer positiven Beziehung als auch das Erleben einer nicht stimmigen Beziehung sehen Gesundheits- und (Kinder-) Krankenpflegende und Auszubildende als Bedingung dafür, ob ihr Miteinander harmoniert, sie gegenseitig voneinander profitieren können, sie Wertschätzung erfahren, sie motiviert sind, sie sich wohlfühlen, Auszubildende lernen können, sie zum Lernen motiviert sind und sie einen Lernfortschritt bzw. einen Lernerfolg am Lernort Praxis erfahren.

Empfehlungen für die Praxis 11

Anhand der Ergebnisse wurde deutlich, dass die Beziehung zwischen Auszubildenden und Gesundheits- und (Kinder-) Krankenpflegenden unter anderem durch bestehende Rahmenbedingungen geprägt ist. Hierbei ist insbesondere die personelle Unterbesetzung auf den Stationen, der Arbeits- und Zeitdruck, der auf den Stationen herrscht, wie aber auch die häufigen Wechsel der Einsätze der Auszubildenden zu nennen. Die personelle Situation sowie der Arbeitsdruck sind weder förderlich für die Beziehung zwischen Auszubildenden und Gesundheits- und (Kinder-) Krankenpflegenden, noch förderlich für das Lernen der Auszubildenden. Hier werden definitiv Lösungsansätze benötigt. Da diese Studie im Bereich Pflege- und Gesundheitspädagogik entstanden ist, werden im Folgenden vor allem pflegepädagogische Implikationen für die Praxis vorgestellt.

11.1 Die Rolle von Auszubildenden in der Gesundheits- und (Kinder-) Krankenpflege

Alexandra Allmacher

Gesundheits- und (Kinder-) Krankenpflegende begegnen in der Beziehung zueinander unterschiedlichen Erwartungen aneinander. Diese unterschiedlichen Erwartungen erschweren den Beziehungsaufbau und können negative Auswirkungen auf den Lernprozess der Auszubildenden haben. Wie kann also diesen unterschiedlichen Erwartungen begegnet werden?

Hierzu benötigt es zunächst einmal die Reflexion der bestehenden Erwartungen und Vorannahmen. Dies kann nicht einseitig erfolgen, sondern muss auf Seiten beider Beteiligter, der Gesundheits- und (Kinder-) Krankenpflegenden und der

Auszubildenden geschehen, um so zu einem gemeinsamen Vorverständnis der Beziehung zu gelangen.

Die Rolle aus Sicht der Auszubildenden

Es ist von großer Bedeutung zu Beginn der Ausbildung, die Erwartungen der Auszubildenden sowie das Rollenverständnis von Auszubildenden zu thematisieren. Dies sollte zu Beginn der Ausbildung erfolgen, aber auch kurz vor dem ersten Praxiseinsatz. Der rheinland-pfälzische Rahmenlehrplan nimmt dies in dem Lernmodul 1 auf: „Mit der Ausbildung beginnen". In diesem Modul sollen die Auszubildenden unter anderem ihre eigene Rolle als Lernende reflektieren, aber auch die eigene Verantwortung für das Lernen soll behandelt werden (vgl. Ministerium für Soziales, Arbeit, Gesundheit und Demografie, Referat für Reden und Öffentlichkeitsarbeit, 2013, 2). Inhalte sind hierbei:

- „Erwartungen der Lehrenden und Lernenden an die betrieblich-praktische Ausbildung" (Ministerium für Soziales, Arbeit, Gesundheit und Demografie, Referat für Reden und Öffentlichkeitsarbeit, 2013, 2)
- „Das eigene Lernen verantwortlich mitgestalten" (Ministerium für Soziales, Arbeit, Gesundheit und Demografie, Referat für Reden und Öffentlichkeitsarbeit, 2012, 5)
- „Beobachten, Fragen stellen, Rückschlüsse/ Konsequenzen ziehen, Rückschlüsse/ Konsequenzen rückversichern" (Ministerium für Soziales, Arbeit, Gesundheit und Demografie, Referat für Reden und Öffentlichkeitsarbeit, 2013, 5)

Hierbei darf nicht unterschätzt werden, dass die Auszubildenden durchaus andere Erwartungen an Arbeit und Ausbildung haben können, wie ältere examinierte Gesundheits- und (Kinder-) Krankenpflegende, da sich in den letzten Jahren ein Wertewandel vollzogen hat. Die Berufsausübung erfüllt heute nicht mehr nur rein finanzielle Aspekte, sondern soll auch sinnvoll sein. Zudem gewinnt die Work-Life-Balance zunehmend an Bedeutung (vgl. Weinert, 2016, 42). Neben der eigenen Reflexion der Erwartungen an den Lernort Praxis ist somit auch die Vermittlung der Erwartungen der Gesundheits- und (Kinder-) Krankenpflegenden an die Auszubildenden von Bedeutung. Somit können wichtige Hinweise, die eine lernförderliche Beziehung mitgestalten, gegeben werden, die den Auszubildenden zu Beginn eines Stationseinsatzes eine Orientierung geben. Dies wäre beispielsweise die Bedeutung des eigenen Interesses und Engagements, die authentisch aufgezeigt werden sollte, die Bedeutung des Vorstellens auf Station sowie das Geben von Feedback. Es sollte auf die unterschiedlichen Rollen von Auszubildenden – als Lernende – und der Gesundheits- und (Kinder-) Krankenpflegenden, mit der vollen Verantwortung für den ihnen im Rahmen des Pflegeprozesses anvertrauten Patienten, eingegangen werden. Dies kann insbesondere mit dem pädagogischen Rollenspiel erfolgen, welches das Reflektieren der eigenen Rolle ermöglicht, aber auch das Erkennen von Erwartungen an die eigene Person (vgl. Schewior-Popp, 2014, 153).

Es muss auch deutlich thematisiert werden, welche Aufgaben Auszubildende eigenverantwortlich ausführen dürfen und inwiefern den Gesundheits- und (Kinder-) Krankenpflegenden Rückmeldung über Tätigkeiten oder Veränderungen bei Patienten gegeben werden muss.

Wie in den Interviews deutlich wurde, stellt das gegenseitige Feedback einen bedeutsamen Faktor für einen positiven Beziehungsaufbau dar. Das Geben von Feedback, sowie eine wertschätzende Kommunikation und ein angemessener Umgang miteinander müssen zu Beginn der Ausbildung, wie auch im weiteren Verlauf thematisiert werden. Denn die Förderung von Sozialkompetenzen kann nur prozesshaft erfolgen (vgl. Euler, Walzik, 2009, 129). Hierbei kann insbesondere auf das „Prinzip eines problemorientierten Lernens durch Erfahrung" (ebd., 130) zurückgegriffen werden. Euler und Walzik (vgl. 2009, 130) nennen als Möglichkeiten der Umsetzung das Aufnehmen von Praxissituationen, das Inszenieren von didaktischen Situationen, das Aufsuchen von Praxissituationen und das Inszenieren von Praxissituationen. Hier sei weiter auf die Möglichkeit des szenischen Spiels verwiesen, denn: „Der „Probier- und Schutzraum" Spiel wird damit zum Übungsfeld sozialer Beziehungen" (Schewior-Popp, 2014, 155).

Um widersprüchliche Erwartungen und daraus resultierende Rollenkonflikte zu verhindern, müssen die Erwartungen ebenfalls auf Seiten der Gesundheits- und (Kinder-) Krankenpflegenden bestehen (vgl. Weinert, 2015, 405–406).

Die Rolle der Auszubildenden aus Sicht der Gesundheits- und (Kinder-) Krankenpflegenden

In der hier vorliegenden Studie, wie aber auch der bestehenden Studienlage wird deutlich, dass zum Teil Gesundheits- und (Kinder-) Krankenpflegende Erwartungen an Auszubildende haben, welche diese nicht erfüllen können oder die dem Ausbildungsziel widersprechen.

Hier sollte im Rahmen von Workshops die Notwendigkeit der Förderung des Nachwuchses in der Pflege, die Bedeutung des Lernortes Praxis und ihr eigener Anteil am Lernprozess der Auszubildenden thematisiert werden. Die Gesundheits- und (Kinder-) Krankenpflegenden sollten die Möglichkeit erhalten, ihre Erwartungen an die Auszubildenden zu verbalisieren, um so auch auf einer Station eine weitgehendste Konsistenz herzustellen, um die beschriebenen widersprüchlichen Erwartungen an Auszubildende zu verhindern und so einen Beziehungsaufbau zu ermöglichen. Des Weiteren muss angesprochen werden, dass das Lernen auch am Lernort Praxis im

Mittelpunkt stehen muss, um zukünftige qualifizierte Gesundheits- und (Kinder-) Krankenpflegende zu fördern und nicht zu vergraulen. Hilfreich kann hierbei sein, wenn es klare Tätigkeitslisten gibt, die beschreiben, welche Aufgaben Auszubildende zu welchem Zeitpunkt übernehmen können und sollen. Hierzu eignet sich insbesondere auch das Erstgespräch zu Beginn eines jeden praktischen Einsatzes. Um diese Kompetenzen, das Führen eines Erst-, Zwischen- und Endgesprächs mit adäquatem Feedback zu fördern, sollten vermehrt Fortbildungen mit dieser Thematik für examinierte Gesundheits- und (Kinder-) Krankenpflegende angeboten werden. Dies wird im folgenden Abschnitt weiter ausgeführt.

Strukturierung des praktischen Einsatz mittels Erst-, Zwischen- und Endgespräch

Das Erstgespräch dient dazu, dass der Auszubildende Informationen über seine zukünftige Einsatzstation erhält und sich so besser orientieren kann und Vertrauen aufbauen kann, wie aber auch, dass die Einsatzstation Informationen von dem Auszubildenden erhält. Diese Schwierigkeit, die fehlende Orientierung, wurde mehrfach in den Interviews beschrieben. Zudem sollen in dem Erstgespräch die Lernziele – abgestimmt aufgrund des bisherigen theoretisch Erlernten und den spezifischen Gegebenheiten der Einsatzstation – festgelegt werden, um den Wissenstransfer zu erleichtern (vgl. Gnamm, Denzel, 2003, 109, 117–121). Mit einem in der Praxis fest verankerten Erstgespräch zu Beginn eines jeden Einsatzes kann somit der Beziehungsaufbau zwischen Auszubildenden und Gesundheits- und (Kinder-) Krankenpflegenden gefördert werden.

Durch das Zwischengespräch wird die Lernentwicklung des Auszubildenden betrachtet und beide Seiten erhalten eine Rückmeldung, wo noch Korrekturen notwendig sind. Gegebenenfalls können neue Lernziele festgelegt werden (vgl. Gnamm, Denzel, 2003, 128, 129). Somit kann dem entgegnet werden, dass Auszubildende während ihres Einsatzes zu viele Tätigkeiten übernehmen müssen, die nicht der Erreichung des Lernziels dienlich sind oder Tätigkeiten, welche sie überfordern.

Das Endgespräch dient dem Abschluss eines Einsatzes. Der Auszubildende soll die Möglichkeit erhalten, seine Lernentwicklung selbst zu reflektieren. Des Weiteren soll er eine objektive Rückmeldung über seine Entwicklung erhalten, sowie Empfehlungen für den nächsten Praxiseinsatz (vgl. Gnamm, Denzel, 2003, 130, 131). Rückmeldungen nach den einzelnen Praxiseinsätzen haben sowohl die Funktion, dass der Auszubildende „Bestätigung für seinen Einsatz" aber auch „Hinweise zur Kurskorrektur" (Gnamm, Denzel 2003, 108) erhält. Dies ist insbesondere in dem entwicklungspsychologischen Stadium nach Erikson der Auszubildenden von Bedeutung, wie in Kapitel 2.3 aufgeführt.

Im Rahmen einer Fortbildung kann den Gesundheits- und (Kinder-) Krankenpflegenden mehr Sicherheit und Kompetenz bei dem Führen der Gespräche vermittelt werden. Insbesondere muss das adäquate Geben von Feedback angesprochen werden, aber auch eine Sensibilisierung für die Bedeutung des Erst-, Zwischen- und Endgespräches stattfinden.

Erst-, Zwischen- und Endgespräch müssen fest in den pflegerischen Stationsalltag integriert werden. Hierfür muss Zeit zur Verfügung gestellt werden und es muss klar sein, wer wann welches Gespräch mit den Auszubildenden führt. Durch klare Absprachen und das gemeinsame Gespräch wird so der Beziehungsaufbau zwischen Gesundheits- und (Kinder-) Krankenpflegenden und Auszubildenden gefördert.

11.2 „Zwischenmenschliche Beziehung" und „Mentoring"

Eva Stähling

Wie die Ergebnisse dieser Studie zeigen, erleben Auszubildende und Gesundheits- und (Kinder-) Krankenpflegende die Beziehung zueinander als bedeutsame Voraussetzung für das erfolgreiche Lernen am Lernort Praxis. Auszubildende und Gesundheits- und (Kinder-) Krankenpflegende erleben aber auch, dass es ihnen nicht immer gelingt, eine lernfördernde, lernmotivierende Beziehung zueinander aufzubauen.

Im Folgenden soll aufgezeigt werden, wie zum einen die Pflegetheorie von Hildegard Peplau und zum anderen das Mentoring-Konzept genutzt werden können, um den Aufbau und das Bewusstsein für die Relevanz einer gelingenden, lernfördernden Beziehung zwischen Auszubildenden und Gesundheits- und (Kinder-) Krankenpflegenden zu fördern.

Hildegard Peplau beschreibt in ihrer Pflegetheorie „Zwischenmenschliche Beziehung in der Pflege" die Beziehung als entscheidenden Faktor für effektive Pflege. Sie stellt in ihrer Pflegetheorie dar, dass Patienten/Patientinnen und Gesundheits- und (Kinder-) Krankenpflegende während eines stationären Aufenthaltes, vom Beginn der Aufnahme bis zum Ende der Entlassung unterschiedliche Phasen der Beziehung durchlaufen. Dabei ist das erfolgreiche Durchlaufen der einen Phase Voraussetzung für den Übergang in die nächste Phase. Das erfolgreiche Absolvieren dieser Phasen ist dabei, nach Peplau, davon abhängig, wie gut es gelingt, dass Patient/Patientin und Pflegekraft eine Beziehung zueinander aufbauen. Dieser phasenhafte Verlauf der Beziehung zwischen Gesundheits- und (Kinder-) Krankenpflegenden und Patienten/Patientinnen soll im Folgenden übertragen auf die Situation der Auszubildenden am Lernort Praxis kurz dargestellt werden.

Beginnt für Auszubildende ein neuer Stationseinsatz (am Lernort Praxis), befinden sie sich zunächst als „Fremde" in einer Orientierungsphase, in der es darum geht, die primäre Bezugsperson, das Stationsteam und den spezifischen Stationsablauf mit all seinen Besonderheiten kennenzulernen und sich zu orientieren. Gelingt es in dieser Phase, mit Gesundheits- und (Kinder-) Krankenpflegenden in eine Beziehung zu treten bzw. einen Beziehungsaufbau anzubahnen, ist es Auszubildenden nach einer Zeit der Orientierung, in der sie Vertrauen und Respekt erfahren haben und ihnen Wertschätzung durch „aktives Zuhören" entgegengebracht wurde, möglich, in die nächste Phase, die Identifikationsphase überzutreten. In dieser Phase identifizieren sich Auszubildende mit den unterschiedlichen Rollen, die Gesundheits- und (Kinder-) Krankrankenpflegende in dieser Phase einnehmen. Das sind z. B. die Rollen der Beratenden, der Anleitenden, der Lehrenden, der Leadership, der Unterstützenden und der Begleitenden. In einer darauf aufbauenden Phase, der Nutzungsphase, können sie anschließend einen gezielten, lernfördernden und -unterstützenden Nutzen aus der Beziehung zu Gesundheits- und (Kinder-) Krankenpflegenden bzw. aus den spezifischen Rollen, die diese in der Dyade einnehmen, ziehen, um abschließend am Ende des Stationseinsatzes, in der Ablösungsphase, die Beziehung erfolgreich und zufriedenstellend zu beenden. Diese Phasen, die aufeinander aufbauen, durchlaufen Auszubildende bei jedem Lernortwechsel, immer wieder. Wie erfolgreich bzw. wie lernfördernd und wie zufriedenstellend das Durchlaufen dieser Phasen von den Beteiligten erlebt wird bzw. welcher Nutzen aus dem Beziehungspartner der Dyade für den individuellen Lernprozess gezogen werden kann, hängt, wie die Interviewten auch berichtet haben, entscheidend davon ab, wie gut es Auszubildenden und Gesundheits- und (Kinder-) Krankenpflegende gelingt, eine Beziehung zueinander aufzubauen. Diese Phasen der „Zwischenmenschlichen Beziehung in der Pflege" nach Peplau übertragen auf die Beziehung zwischen Auszubildenden und Gesundheits- und (Kinder-) Krankenpflegenden am Lernort Praxis, kann allen an der praktischen Ausbildung Beteiligten helfen, ein Bewusstsein dafür zu entwickeln, welche Phasen der Beziehung Auszubildende und Gesundheits- und (Kinder-) Krankenpflegende während eines jeden Stationseinsatzes durchlaufen und dafür sensibilisieren, welche zusätzliche Herausforderung, neben dem Erreichen des eigentlichen Ausbildungsziels (KrPflG §3), es bei jedem Stationseinsatz aufs Neue gilt, anzunehmen und zu bewältigen (vgl. Peplau, H. E., 2009).

Unterstützend für den Beziehungsaufbau und den lernfördernden, phasenhaften Verlauf der Beziehung zwischen Gesundheits- und (Kinder-) Krankenpflegenden (Mentor) und Auszubildende (Mentee) am Lernort Praxis kann das Mentoring genutzt werden.

11.2 „Zwischenmenschliche Beziehung" und „Mentoring"

Das Mentoring gehört in vielen Unternehmen zum Standard moderner Personalentwicklung und „(…) war jahrhundertelang die Methode der Berufsqualifizierung" und „(…) seit der Antike ein Begriff für intensives, zielorientiertes und individuelles Lernen" (Graf, N. Edelkraut, F., 2017, 1). Nach Graf et al (2017, 12) ist das übergeordnete Ziel des Mentoring, den weniger erfahrenen Mentee durch die Zusammenarbeit mit einem erfahrenen Mentor in seiner persönlichen und beruflichen Entwicklung zu fördern und den Mentee dabei zu unterstützen, sich in der Organisation, dem Lernort Praxis, professionell zu entwickeln. Dieser Anspruch der Entwicklungsförderung an das Mentoring wird der Auffassung Piagets (s. Kap. 2), dass der Mensch und damit der Mentee ein entwicklungsfähiges Wesen ist, gerecht. Mentoring versteht sich somit als Ausbildungs- und Initiationsprozess, in dem Auszubildende von erfahrenen Gesundheits- und (Kinder-) Krankenpflegenden auf der Suche nach ihrer Identität begleitet und in die Spielregeln des jeweiligen Stationsteams (am Lernort Praxis) eingeführt werden (vgl. Graf, N., 2017, 4). Gesundheits- und (Kinder-) Krankenpflegende übernehmen dabei in ihrer Rolle als Mentor für Auszubildende eine unterstützende und beratende Funktion und geben an diese ihr Fach- und Erfahrungswissen weiter, um so zu deren persönlicher Entwicklung beizutragen.

Grundlage und charakteristisches Merkmal des Mentoring ist die intensive, vertrauensbasierte Lernbeziehung zwischen Mentor und Mentee, die geprägt von Offenheit und Respekt, meist zeitlich begrenzt ist (vgl. Graf, N. et al, 2017, 16).

Das Matching, die Zusammenführung von Mentor und Mentee im Rahmen der Orientierungsphase, ist bedeutsam für den Erfolg des Mentorings. Entscheidend ist dabei, wie gut es ihnen gelingt, „eine solide Basis für eine fruchtbare Zusammenarbeit aufzubauen" (Graf, N. et al, 2017, 172). D. h. es muss eine Grundlage geschaffen werden, die die erste Begegnung zwischen Mentor und Mentee solide vorbereitet und die es ihnen ermöglicht, ihre eigenen Erwartungen, Werte, Bedürfnisse, Visionen und Ziele gegenseitig offenzulegen und so eine eigene Positionsbestimmung im Mentoringprozess vorzunehmen. Darüber hinaus hat das erste Treffen, das vor dem eigentlichen Mentoring stattfindet, die Funktion den potentiellen Mentoring-Partner kennenzulernen und eine Entscheidung für oder gegen eine erfolgsorientierte Beziehung (Zusammenarbeit) zu treffen und die Inhalte für das Mentoring mit der Definition der Rahmenbedingungen (Vorgehensplan und -präferenz) festzulegen. Diese Vereinbarungen werden schriftlich in einem Mentoring-Vertrag festgehalten, der die Funktion hat, die Grundlagen und Regeln der Zusammenarbeit zu definieren und festzulegen und die gegenseitigen Erwartungen und Ziele festzuschreiben (Graf, N. et al, 2017,185). Definierte Regeln konzentrieren sich dabei vorwiegend auf die Verteilung der bevorstehenden Aufgaben, die zugehörigen Rechte und Pflichten, den Umgang mit Konflikten und Vereinbarungen hinsichtlich Verschwiegenheit und Verbindlichkeit. Am Matching kann die Pflegeschule moderierend teilnehmen, um Information über getroffene Vereinbarung zu erhalten, deren Verbindlichkeit zu untermauern und dem Anspruch des neuen PflBG § 6 Abs. 3, Auszubildende am Lernort Praxis zu begleiten, gerecht zu werden. Der Mentoring-Vertrag, der die einvernehmliche Basis für die Zusammenarbeit definiert, stellt somit die schriftliche Fixierung aller Grundlagen für eine erfolgreiche Zusammenarbeit von Gesundheits- und (Kinder-) Krankenpflegenden und Auszubildenden von der Orientierungs- bis zur Ablösungsphase auf der Basis eines einvernehmlichen Beziehungsvertrags (s. Kap. 2.2), der Beziehungsdefinition, dar.

Methodische Diskussion und Limitation der Studie

12

Eva Stähling

Mit der Wahl eines deskriptiven Studiendesigns (s. Kap. 5.1), der Entscheidung für die qualitative Forschungsmethode der Phänomenologie und für ein leitfadengestütztes Interview zur Datengewinnung (s. Kap. 5.2), ist es den Forscherinnen gelungen, mittels der anschließenden Datenauswertung nach Mayring (s. Kap. 5.4) insgesamt 25 Kategorien zu identifizieren, die das Phänomen, das Erleben der Beziehung der Gesundheits- und (Kinder-) Kranken-pflegenden und Auszubildenden zueinander und deren Einfluss auf das Lernen der Auszubildenden, darstellen und beschreiben (s. Kap. 8). Auf diese Art und Weise konnten die Forscherinnen die Forschungsfrage (s. Kap. 4.1) beantworten, dem Forschungsziel (s. Kap. 4.2) gerecht werden und letztendlich ein valides Ergebnis erzielen, mit dem das Wissen zur Gestaltung einer lernförderlichen Beziehung zwischen Gesundheits- und (Kinder-) Krankenpflegenden und Auszubildenden vermehrt werden kann.

Und dennoch weißt die Studie Limitationen auf, die gegebenenfalls gegen eine Verallgemeinerung der Ergebnisse sprechen können. Diese Limitationen werden im Folgenden thematisiert und diskutiert.

In den Interviews haben die Befragten ihre inneren Erfahrungen, ihre Wahrnehmungen, ihre Gefühle und ihre Denkprozesses, also ihre Erlebnisinhalte in der Beziehung zueinander, die nur ihnen selbst zugänglich sind, über die Sprache mitgeteilt und damit für die Interviewerinnen zugänglich gemacht. Die Interviewerinnen sind anschließend der von LoBiondo-Wood und Haber (1996, 311) geforderten Pflicht nachgekommen, in dem sie bestrebt waren, sich genau an die Daten zu halten und die gewonnenen Ergebnisse so zu interpretieren, dass die Wirklichkeit der Befragten auch wiedergegeben wird. Ein anschließender Dialog der Forscherinnen mit den Befragten über die erfassten Ergebnisse (s. Kap. 9) und deren Interpretation (s. Kap. 10), also ein Einbeziehen der Befragten bei der Interpretation, um entscheidende inhaltliche Punkte zu klären oder zu validieren, im Sinne einer kommunikativen Validierung, hat nicht stattgefunden, hätte aber die Glaubwürdigkeit der Ergebnisse weiter untermauern können. Auf Grund des

© Springer Fachmedien Wiesbaden GmbH, ein Teil von Springer Nature 2019
A. Allmacher und E. Stähling, *Die Beziehung zwischen Auszubildenden und Pflegenden*, Best of Pflege, https://doi.org/10.1007/978-3-658-25396-7_12

Rahmens eine Masterthesis zu verfassen und der Tatsache, dass zum Zeitpunkt der Datenauswertung und -interpretation die Mehrheit der befragten Auszubildenden bereits die Ausbildung abgeschlossen und die Einrichtung verlassen hatten und persönliche Kontaktdaten somit nicht mehr zur Verfügung standen, konnten die Forscherinnen den Anspruch der kommunikativen Validierung, im Dialog mit den Befragten selbst, nicht erfüllen. Sich der Bedeutsamkeit der kommunikativen Validierung aber durchaus bewusst, führten die Forscherinnen im Miteinander eine kommunikative Validierung sowohl der Ergebnisse an sich (Kap. 9), als auch der Interpretation der Ergebnisse (Kap. 10) durch.

Eine Triangulation hätte die Qualität, der aus der vorliegenden qualitativen Studie gewonnen Ergebnisse, untermauern können. So hätten die Forscherinnen zur Beantwortung der Forschungsfrage eine Kombination verschiedener Methoden der Datenerhebung nutzen können. Eine Ergänzung der per leitfadengestützter Interviews gewonnener Daten mittels einer teilnehmenden Beobachtung am Lernort Praxis, z. B. während der Auswertungsgespräche zwischen Gesundheits- und (Kinder-) Krankenpflegenden und Auszubildenden über den jeweiligen Praxiseinsatz, hätte einen Datengewinn aus verschiedenen Perspektiven ermöglicht. Dem Rahmen einer Masterthesis angemessen, haben sich die Forscherinnen hinsichtlich der Datengewinnung für das Durchführen leitfadengestützter Interviews und gegen eine Triangulation entschieden.

Durch eine an die hier vorliegende Studie, im Sinne einer sequentiellen Triangulation, anschließende breit angelegte quantitative Datenerhebung, mit einer Stichprobengröße, die eine Generalisierung der Daten zulässt, können die vorliegenden qualitativen Daten ergänzt, widerlegt oder bewiesen werden. Die Möglichkeit, einer sich an diese Arbeit anschließende quantitative Datenerhebung, sehen die Forscherinnen ebenso wie das Fortführen dieser Studie durchaus als Anregung für weitere Untersuchungen, um die mit dieser Studie bereits gewonnen Erkenntnisse weiter zu vertiefen und somit zu einer Datensättigung beizutragen.

Sechs der sieben befragten Gesundheits- und (Kinder-) Krankenpflegenden waren weiblich. Die befragten Auszubildenden waren ausschließlich weiblich. Das Erleben männlicher Auszubildenden und Gesundheits- und (Kinder-) Krankenpflegenden fand somit in der Studie keine ausreichende Berücksichtigung. Eine gewählte Stichprobe, die mehr männliche Befragte bzw. männliche und weibliche Befragte im ausgewogenen Verhältnis impliziert, hätte gegebenenfalls zu einem im Vergleich zum jetzigen, veränderten Ergebnis geführt.

Von einer Datensättigung, die nach LoBiondo-Wood (1996, 317) dann gegeben ist, wenn sich die den Forscherinnen mitgeteilten Informationen wiederholen und „(…) durch weitere Datenerhebung keine neuen Informationen mehr gewinnen lassen" (Polit et al, 2004, 72) ist zum jetzigen Zeitpunkt nicht auszugehen. Eine

12 Methodische Diskussion und Limitation der Studie

größere Stichprobe, mehr männliche Interviewteilnehmer, ein anderes Setting und Daten aus mehreren verschiedenen Krankenhäusern lassen weitere, neue Informationen zum Erleben der Beziehung von Gesundheits- und (Kinder-) Krankenpflegenden und Auszubildenden erwarten. Dies zu prüfen, kann Anlass sein, die Studie fortzuführen.

Eine weitere Limitation der Studie sehen die Forscherinnen darin, dass die Mehrzahl der befragten Auszubildenden ihr Erleben aus der Perspektive eines Krankenhauses berichteten. Die spezielle Atmosphäre dieser einen Klinik kann also maßgeblich für das subjektive Erleben der Befragten gewesen sein. Die in den Interviews gemachten Aussagen könnten somit auf die spezielle Atmosphäre der Klinik zurückzuführen sein und die Ergebnisse der Studie beeinflusst haben.

Ferner könnte es durch das freiwillige Angebot, an der Studie teilzunehmen, zu einem Selektions-Bias gekommen sein. So besteht die Möglichkeit, dass sich gerade diejenigen freiwillig zur Teilnahme an den Interviews gemeldet haben, die ein besonderes, vielleicht auch ein persönliches, Interesse an der Thematik hatten. Ihre spezielle Meinungshaltung und ihr persönliches Interesse, an der Studie mitzuwirken, kann das Ergebnis der Studie verzerrt haben.

Insgesamt ist es den Forscherinnen mit der Wahl des dieser Studie zugrunde liegenden Forschungsdesigns (s. Kap. 5) gelungen, ein valides Ergebnis zu erzielen, das unter Berücksichtigung der aufgezeigten Limitationen zu betrachten ist.

Fazit 13

Eva Stähling

In der Einleitung der vorliegenden Studie heißt es, dass entsprechend Buber (vgl. 2017, 9) Gesundheits- und (Kinder-) Krankenpflegende und Auszubildende, wenn sie am Lernort Praxis aufeinandertreffen, nicht nicht in Beziehung treten können. Durch ihre berufliche Nähe zum Lernort Praxis machten die Autorinnen in der Rolle als Lehrende der Gesundheits- und (Kinder-) Krankenpflegeausbildung die Erfahrung, dass diese Beziehung zwischen Gesundheits- und (Kinder-) Krankenpflegenden und Auszubildenden besondere Merkmale aufweist und einen besonderen Stellenwert im Ausbildungsprozess einnimmt. Was die Gestaltungsmerkmale dieser Beziehung sind und welchen Einfluss diese Beziehung, zwischen Gesundheits- und (Kinder-) Krankenpflegenden und Auszubildenden, auf das Lernen hat, dem sind die Autorinnen empirisch, im Rahmen ihrer Masterthesis im Studiengang Pädagogik für Gesundheit und Pflege an der Katholischen Hochschule Mainz, nachgegangen.

Nach der Einleitung beschrieben die Autorinnen die gesellschaftliche Bedeutung und die rechtlichen Rahmenbedingungen des Berufes der Gesundheits- und (Kinder-) Krankenpflege (s. Kap. 2) und stellten damit einen strukturellen und rechtlichen Rahmen dar, in dem sich die Beziehung zwischen Auszubildenden und Gesundheits- und (Kinder-) Krankenpflegenden vollzieht. In diesem Zusammenhang gelang es den Autorinnen, die verpflichtende Beteiligung der Gesundheits- und (Kinder-) Krankenpflegenden an der praktischen Ausbildung der Auszubildenden, sowie ihre besondere Bedeutung am Entwicklungs- und Lernprozess der Auszubildenden herauszustellen.

Während dieser Auseinandersetzung wurde deutlich, dass die Begrifflichkeiten Beziehung, Lernen und Erleben näher zu beschreiben sind. Dem kamen die Autorinnen anhand relevanter und aktueller Literatur im dritten Kapitel nach.

Anschließend wurde die aktuelle Studienlage dahingehend untersucht (s. Kap. 4), ob es bereits empirische Studien gibt, die die Beziehung zwischen Gesundheits- und (Kinder-) Krankenpflegenden und Auszubildenden und deren Auswirkung auf das Lernen darstellen und / oder beschreiben. Acht relevante Studien konnten recherchiert werden. Keine Studie konnte gefunden werden, die die Beziehung zwischen Gesundheits- und (Kinder-) Krankenpflegenden und Auszubildenden beschreibt. Den vorgestellten Studien konnten die Autorinnen entnehmen, dass eine wertschätzende Beziehung zu einem Lernerfolg der Lernenden beiträgt (Hattie, Cornelius-White), das Ernstnehmen und Wahrnehmen der Auszubildenden, ein gegenseitiges Feedback und das Lernen am Vorbild auf das Lernen am Lernort Einfluss nimmt (Lauber) und die Auszubildenden am Lernort Praxis Belastungen erleben, die u. a. am Miteinander mit Gesundheits- und (Kinder-) Krankenpflegende zu begründen sind.

Auf der Basis des Hintergrundes (Kap. 2), der theoretischen Erkenntnisse (Kap. 3) und der aktuellen Studienlage (Kap. 4) erkannten die Autorinnen ihr Interesse, der für das Lernen bedeutsamen Beziehung zwischen Auszubildenden und Gesundheits- und (Kinder-) Krankenpflegenden und deren Auswirkung auf das Lernen empirisch nachgehen zu wollen. Dieses Interesse wurde anschließend konkretisiert und fixiert in der Formulierung von Forschungsfrage(n) und Forschungsziel (Kap. 5).

Mittels eines daraufhin von den Autorinnen gewählten deskriptiven Studiendesigns (s. Kap. 6.1), der qualitativen Forschungsmethode der Phänomenologie und insgesamt 12 leitfadengestützter Interviews mit Gesundheits- und (Kinder-) Krankenpflegenden und Auszubildenden zur Datengewinnung (s. Kap. 6.2), kamen die Autorinnen, unter Berücksichtigung forschungsethischer Prinzipien (s. Kap. 7) und der Diskussion der Gütekriterien nach Steinke (Kap. 8) durch die anschließende Datenauswertung nach Mayring (s. Kap. 5.4) zu dem validen Ergebnis (s. Kap. 9), dass sich das Phänomen, das Erleben der Beziehung der Gesundheits- und (Kinder-) Krankenpflegenden und Auszubildenden zueinander und deren Einfluss auf das Lernen der Auszubildenden, durch insgesamt 25 Kategorien abbilden lässt. Dargestellt wurde das Ergebnis zum einen anhand von 15 Kategorien aus der Perspektive der Gesundheits- und (Kinder) Krankenpflegenden (Kap. 9.1) und zum anderen anhand von 10 Kategorien aus der Perspektive der Auszubildenden (Kap. 9.2). Auf der Grundlage der Ergebnisdarstellung (Kap. 9) und deren Interpretation (Kap. 10) leiteten die Autorinnen Empfehlungen für die Praxis (Kap. 11) ab.

Anschließend reflektierten die Autorinnen die Limitation der Studie (Kap. 12), die gegebenenfalls gegen eine Verallgemeinerung der Ergebnisse sprechen kann und als Anlass genommen werden kann, die Studie fortzuführen. Die Autorinnen kamen zu dem Schluss, dass durch eine kommunikative Validierung mit den Befragten, die Glaubwürdigkeit der Studienergebnisse untermauert werden kann und, dass eine Triangulation im Rahmen der Datenerhebung, durch eine zusätzliche teilnehmende Beobachtung am Lernort Praxis zu einem Datengewinn aus verschiedenen Perspektiven beitragen kann. Eine sequentielle Triangulation, mittels einer

13 Fazit

an die qualitative Datenerhebung und -auswertung anschließende quantitative Datenerhebung, kann die vorliegenden Daten ergänzen, widerlegen oder beweisen.

Den Autorinnen ist es anhand des gewählten Studiendesigns und der auf diese Weise explorierten Erkenntnisse gelungen, die Forschungsfrage zu beantworten und dem Forschungsziel gerecht zu werden und darüber hinaus, das Wissen zur Gestaltung einer lernförderlichen Beziehung zwischen Gesundheits- und (Kinder-) Krankenpflegenden und Auszubildenden zu vermehren.

Hervorzuheben gilt es an dieser Stelle, dass beide, Auszubildende und Gesundheits- und (Kinder-) Krankenpflegende, prinzipiell der Beziehung zueinander wohlwollend gegenüberstehen und die Beziehung als bedeutsam für den Lernprozess und den Lernerfolg der Auszubildenden erachten und auch erleben. Beide, Auszubildende und Gesundheits- und (Kinder-) Krankenpflegende, treffen jedoch mit zum Teil unterschiedlichen Vorannahmen zur Beziehungsgestaltung, einer also unterschiedlichen Beziehungsdefinition und einem ungleichen gegenseitigem Rollenverständnis mit unterschiedlichen Erwartungen an die Rolle des anderen am Lernort Praxis aufeinander. Dies führt dazu, dass im Rahmen des Beziehungsaufbaus ein Beziehungsvertrag, der auf der Grundlage divergenter Annahmen hinsichtlich der Regeln im Miteinander geprägt ist, geschlossen wird. Diese Divergenzen spiegeln sich in einer fehlenden Übereinstimmung hinsichtlich dem, was in der Beziehung zueinander zu gelten habe, wieder. Die so erlebte fehlende Übereinstimmung in den Vorannahmen führt dazu, dass die Beziehung für beide, Auszubildende und Gesundheits- und (Kinder-) Krankenpflegende zur Belastung werden kann. Diese erlebte Belastung hat wiederum Einfluss auf die Motivation der Gesundheits- und (Kinder-) Krankenpflegenden, Verantwortung für den Lernprozess der Auszubildenden zu übernehmen und sich für diesen zu engagieren. Auszubildende erleben die Belastung als Ursache für ein empfundenes Unwohlsein am Lernort Praxis, das mit einer geringen Lern- und Arbeitsmotivation und zum Teil mit einem Gefühl der Minderwertigkeit einhergeht und beschreiben dann, die Beziehung als Lernhindernis und als negativen Einfluss auf die Pflegequalität zu erleben. Auszubildende erleben vor allem dann ein Gefühl der Minderwertigkeit, wenn ihnen Aufgaben übertragen werden, die nach ihrem eigenen Rollenverständnis nicht in ihren Aufgabenbereich fallen, wenn sie nicht namentlich angesprochen werden und ihnen ein fehlendes Interesse an ihrer Person und ihrem Lernprozess signalisiert wird.

Ein während der praktischen Ausbildung gesetzlich vorgesehener Wechsel innerhalb der Fachbereiche (vgl. § 4 (2) KrPflG) und der Differenzierungsbereiche und ein durch die Organisation der jeweiligen Schulen bedingter Stationswechsel innerhalb eines Fach- bzw. Differenzierungsbereichs am Lernort Praxis, stellt Auszubildende und Gesundheits- und (Kinder-) Krankenpflegende immer wieder aufs Neue vor die Herausforderung, sich mit den Vorannahmen des Partners einer

Dyade auseinanderzusetzen, um eine (lernförderliche) Beziehung aufzubauen. Dabei spielen die vorliegenden Rahmenbedingungen, aber auch die unterschiedlichen Persönlichkeiten der Beteiligten einer Dyade (s. Kap. 3) eine wesentliche Rolle, wie sich die Beziehung für die Zeit dieses einen Stationseinsatzes gestaltet. Ob durch eine einzige Einsatzzeit auf einer Station, innerhalb eines Fachbereiches, die von Auszubildenden und Gesundheits- und (Kinder-) Krankenpflegenden erlebte Belastung minimiert werden kann und ein begrenzter Wechsel auf das gesetzlich vorgegebene Minimum hinsichtlich der Fachbereiche, für den Beziehungsaufbau zwischen Auszubildenden und Gesundheits- und (Kinder-) Krankenpflegenden förderlich ist, gilt es anhand weiterer empirischer Untersuchungen zu prüfen.

Einen weiteren Forschungsbedarf sehen die Autorinnen darin, zu prüfen, ob in den Ergebnissen dieser Studie ein Hinweis auf einen mikropolitischen Ablauf der Organisation Lernort Praxis gesehen werden kann und ob dieser eine mögliche Ursache für die Divergenz bezüglich der Vorannahmen darstellt. Nach Neuberger (vgl. 1994, 261) ist die Mikropolitik in einem Unternehmen dadurch gekennzeichnet, dass Personen(gruppen) versuchen, in ihren Handlungen ihre Interessen und Absichten zu verwirklichen. Mikropolitik meint „(…) die alltägliche Interessensdurchsetzung, die ego-orientiert, prozessual und machtbegründet erfolgt" (Neuberger, 1994, 262). Als weitere charakteristische Merkmale der Mikropolitik führt Neuberger (vgl. 1994, 263) eine Strategie der Akteure einer Organisation auf, die auf einen möglichen Handlungsspielraum, auf Grund einer Intransparenz über Ziele und Entscheidungsspielraum, beruhen und ein mikropolitisches, d. h. ein interessengeleitetes Handeln auf dem Hintergrund einer gültigen, aber lückenhaften, unklaren und / oder widersprüchlichen Ordnung oder Struktur zulässt. Die Frage, die sich in diesem Zusammenhang stellt und durchaus als Anregung für weitere Forschung verstanden werden soll, ist, ob das in der Beziehung zu Gesundheits- und (Kinder-) Krankenpflegenden von Auszubildenden erlebte Verhalten, wie z. B. das Beauftragen, den dreißigsten Müllsack zu entsorgen (vgl. I 9, Z 174 – 181), auf einen möglichen Handlungs- und Entscheidungsspielraum der Gesundheits- und (Kinder-) Krankenpflegenden aufgrund einer bestehenden organisatorischen Lücke im Rahmen der praktischen Ausbildung zurückzuführen ist. Sind es die „(…) die alltäglichen kleinen (Mikro-!) Techniken, mit denen Macht aufgebaut und eingesetzt wird, um den eigenen Handlungsspielraum zu erweitern (…)" (Neuberger, 1994, 261) und die dem Aufbau einer lernförderlichen Beziehung entgegenwirken und die Beziehung zwischen Gesundheits- und (Kinder-) Krankenpflegenden und Auszubildenden mit zur Belastung werden lassen? Gibt es die Lücke in der Organisation der praktischen Gesundheits- und (Kinder-) Krankenpflegeausbildung, die diese Mikro-Techniken zulässt?

13 Fazit

Die Schulen tragen die Gesamtverantwortung für die praktische und die theoretische Ausbildung (s. Kap. 2). Ist es somit auch die Aufgabe der Schulen, für eine lernförderliche Beziehungsgestaltung zwischen Auszubildenden und Gesundheits- und (Kinder-) Krankenpflegenden Sorge zu tragen? Welchen konkreten Anteil kann die Schule wie, an der Gestaltung der Beziehung zwischen Auszubildenden und Gesundheits- und (Kinder-) Krankenpflegenden, einnehmen? Hierzu sind erste Empfehlungen dem Kapitel neun zu entnehmen.

Abschließend bleibt festzuhalten, dass eine zueinander positiv erlebte Beziehung zwischen Auszubildenden und Gesundheits- und (Kinder-) Krankenpflegenden einen maßgeblichen Einfluss auf den Lernprozess und den Lernerfolg der Auszubildenden am Lernort Praxis einnimmt. Insofern ist es wichtig und unabdingbar, der Beziehung zwischen Auszubildenden und Gesundheits- und (Kinder-) Krankenpflegenden im Rahmen der praktischen Ausbildung, für die die Schule die Gesamtverantwortung trägt, eine besondere Beachtung zu schenken und einen besonderen Stellenwert im Rahmen eines jeden einzelnen Stationseinsatzes einzuräumen, um der Relevanz der Beziehung für den Lernprozess eine angemessene Bedeutung beizumessen. Gewährleistet werden, kann dies u.a. durch das Führen von Vorgesprächen zur Klärung der unterschiedlichen Vorannahmen oder das Mentoring, um die Klärung der Vorannahmen in einem Vertrag verbindlich zu fixieren (s. Kap. 9).

Literaturverzeichnis

Arbeitsgemeinschaft Deutscher Schwesternverbände und Pflegeorganisationen e. V. (ADS) (Hrsg.) (2004). *Berufsordnung für professionell Pflegende. Anerkannt von den Mitgliedsorganisationen der ADS für ihre Mitglieder in der Pflege.* Göttingen: Göttinger Tageblatt.
Asendorpf, J., Banse, R., Neyer, F. (2017). *Psychologie der Beziehung.* Bern: Hogrefe.
Asendorpf, J., Neyer, F. (2012). *Psychologie der Persönlichkeit.* Berlin, Heidelberg: Springer.
Balzer, S. (2009). (Aus-) Bildung in der Gesundheits- und Kinderkrankenpflege – Reflexion auf der Grundlage des fachdidaktischen Strukturgitters von Greb. In S. Balzer, B. Kühne (Hrsg.), *Anpassung und Selbstbestimmung in der Pflege. Studien zum (Aus-) Bildungserleben von PflegeschülerInnen* (39-150). Frankfurt a. M.: Mabuse.
Bartholomew, K. (2009). *Feindseligkeit unter Pflegenden beenden. Wie sich das Pflegepersonal gegenseitig das Leben schwer macht und den Nachwuchs vergrault – Analysen und Lösungen.* Bern: Huber.
Blüher, S., Kuhlmey, A. (2016). Demographischer Wandel, Altern und Gesundheit. In M. Richter, K. Hurrelmann (Hrsg.), *Soziologie von Gesundheit und Krankheit* (313-324). Wiesbaden: Springer.
Bohrer, A. (2013). *Selbstständigwerden in der Pflegepraxis. Eine empirische Studie zum informellen Lernen in der praktischen Pflegeausbildung.* Berlin: Wissenschaftlicher Verlag Berlin (wvb).
Buber, M. (2017). *Ich und du.* München: Gütersloher Verlagshaus.
Bundesministerium für Familie, Senioren, Frauen und Jugend (o. J.): Entwurf eines Gesetzes zur Reform der Pflegeberufe. Retrieved from: https://www.bmfsfj.de/blob/77270/a53f5a0dc4ef96b88a1acb8930 53807 9/entwurf-pflegeberufsgesetz-data.pdf.
Bundesministerium für Gesundheit. (2017a). *Fragen und Antworten zum Pflegeberufegesetz.* Retrieved from: https://www.bundesgesundheitsministerium.de/service/begriffe-von-a-z/p/pflegeberufegesetz/faq-pflegeberufegesetz.html.
Bundesministerium für Gesundheit. (2017b): *Pflegeberufegesetz.* Retrieved from: https://www.bundesgesundheitsministerium.de/service/begriffe-von-a-z/p/pflegeberufegesetz.html.
Cornelius-White, J. (2007). *Learner-Centered Teacher-Student Relationships Are Effective: A Meta-Analysis.* Retrived from: http://journals.sagepub.com/doi/pdf/10.3102/003465430298563.
Dielmann, G. (2006). *Krankenpflegegesetz und Ausbildungs- und Prüfungsverordnung für die Berufe in der Krankenpflege. Kommentar für die Praxis.* Frankfurt am Main: Mabuse-Verlag.
Eisele, C. (2012). Lernen in der Praxis. In B. Harold (Hrsg.), *Vorbereitet für die Zukunft? Aktuelle Herausforderungen in der praktischen Pflegeausbildung.* Wien: facultas.

Erikson, E. H. (1973): *Identität und Lebenszyklus*. Frankfurt: Suhrkamp.
Euler, D., Walzik, S. (2009). Ansatzpunkte zur Förderung von Sozialkompetenz. In D. Euler (Hrsg.) *Sozialkompetenzen in der beruflichen Bildung. Didaktische Förderung und Prüfung*. Bern, Stuttgart, Wien: Haupt.
Flick, U. (2016). *Qualitative Sozialforschung. Eine Einführung*. Reinbek: Hamburg, 7. vollständig überarbeitete und erweiterte Auflage.
Gerrig, R. J. (2015). Psychologie. Hallbergmoos: Pearson, 20., aktualisierte Auflage.
Görres, S., Seibert, K., Stiefler, S. (2016). Perspektiven zum pflegerischen Versorgungsmix. In K. Jacobs, A. Kuhlmey, S. Greß, J. Klauber, A. Schwinger (Hrsg.), *Pflege-Report 2016. Schwerpunkt: Die Pflegenden im Fokus* (3-17). Stuttgart: Schattauer.
Gnamm, E.; Denzel, S. (2003): Praxisanleitung für Pflegeberufe : beim Lernen begleiten. Stuttgart: Thieme, 2. Auflage.
Graf, N., Edelkraut, F. (2017). *Mentoring. Ein Praxisbuch für Personalverantwortliche und Unternehmer*. Wiesbaden: Springer Gabler.
Hattie, J. (2014): *Lernen sichtbar machen für Lehrpersonen. Überarbeitete deutschsprachige Ausgabe von „Visible Learning for Teachers" besorgt von Wolfgang Beywl und Klaus Zierer*. Baltmannsweiler: Schneider.
Hattie, J. (2015). *Lernen sichtbar machen. Überarbeite deutschsprachige Ausgabe von „Visible Learning" besorgt von Wolfgang Beywl und Klaus Zierer*. Baltmannsweiler: Schneider.
Hattie, J., Zierer, K. (2017). *Kenne Deinen Einfluss! „Visible Learning" für die Unterrichtspraxis*. Baltmannsweiler: Schneider Verlag Hohengehren.
Helfferich, C. (2011). *Die Qualität qualitativer Daten. Manual für die Durchführung qualitativer Interviews*. Wiesbaden: VS Verlag für Sozialwissenschaften.
Helmke, A. (2015). *Unterrichtsqualität und Lehrerprofessionalität. Diagnose, Evaluation und Verbesserung des Unterrichts*. Seelze-Velber: Kallmeyer in Verbindung mit Klett.
Hopf, C. (2015). Forschungsethik und qualitative Forschung. In U. Flick, E. von Kardorff, I. Steinke (Hrsg.), *Qualitative Forschung. Ein Handbuch* (589-599). Reinbek: Rowohlt, 11. Auflage.
Imhof, M. (2016). *Psychologie für Lehramtsstudierende*. Wiesbaden: Springer-Verlag.
Kaiser, H. (2005). *Wirksame Ausbildungen entwerfen. Das Modell der Konkreten Kompetenzen*. Bern: h.e.p. Verlag.
Kaiser H. (2005). *Wirksames Wissen aufbauen. Ein integrierendes Modell des Lernens*. Bern: h.e.p. Verlag.
Kälble, K., Pundt, J. (2016). Pflege und Pflegebildung im Wandel – der Pflegeberuf zwischen generalistischer Ausbildung und Akademisierung. In K. Jacobs, A. Kuhlmey, S. Greß, J. Klauber, A. Schwinger (Hrsg.), *Pflege-Report 2016. Schwerpunkt: Die Pflegenden im Fokus* (37-47). Stuttgart: Schattauer.
Karremans, J., Finkenauer, C. (2014). Affiliation, zwischenmenschliche Anziehung und enge Beziehungen. In K. Jonas, W. Stroebe, M. Hewstone (Hrsg.), *Sozialpsychologie* (401 – 437). Berlin, Heidelberg: Springer-Verlag.
Knierim, B., Raufelder, D., Wettstein, A. (2017). Lehrer-Schüler-Beziehung im Spannungsfeld verschiedener Theorieansätze. *Psychologie in Erziehung und Unterricht. Zeitschrift für Forschung und Praxis* 64(1), 35–48.
Kühne, B. (2009). Selbstbestimmung und Fremdbestimmung – Eine Diskussion der Pflegewirklichkeit von Pflegeschülerinnen zwischen Teamarbeit und Konkurrenz. In S. Balzer, B. Kühne (Hrsg.), *Anpassung und Selbstbestimmung in der Pflege. Studien zum (Aus-)Bildungserleben von PflegeschülerInnen* (151-262). Frankfurt a. M.: Mabuse.

Lauber, A. (2017). *Von Könnern lernen. Lehr- / Lernprozesse im Praxisfeld Pflege aus der Perspektive von Lehrenden und Lernenden*. Münster, New York: Waxmann.

Linder, H. (2014). Lernen. In H. Bayrhuber, W. Hauber, U. Kull, U. (Hrsg.), *Linder Biologie* (308 – 315). Braunschweig: Schroedel.

LoBiondo-Wood, G., Haber, J. (1996). *Pflegeforschung. Methoden – kritische Einschätzung – Anwendung*. Wiesbaden: Ullstein Mosby.

LoBiondo-Wood, G, Haber, J. (2005). *Pflegeforschung. Methoden, Bewertung, Anwendung*. München: Urban und Fischer.

Martach, D., Völke-Söte, C. (2015). *Feindseligkeit in Fürsorgesituationen. Eine qualitative Untersuchung zur Situation von Schülern in Krankenpflegeberufen*. O. O.: o. V..

Mayer, H. (2015). *Pflegeforschung anwenden. Elemente und Basiswissen für das Studium*. Wien: Facultas.

Mayring, P. (2015a). *Qualitative Inhaltsanalyse. Grundlagen und Techniken*. Weinheim, Basel: Beltz, 12., überarbeitet Auflage.

Mayring, P. (2015b). Qualitative Inhaltsanalyse. In U. Flick, E. von Kardorff, I. Steinke (Hrsg.), *Qualitative Forschung. Ein Handbuch* (468-475). Reinbek: Rowohlt, 11. Auflage.

Mayring, P. (2016). *Einführung in die qualitative Sozialforschung. Eine Anleitung zu qualitativem Denken*. Weinheim, Basel: Beltz, 6., überarbeitete Auflage.

Mietzel, G. (2017). Pädagogische Psychologie des Lernens und Lehrens. Göttingen: Hogrefe, 9. aktualisierte und erweiterte Auflage.

Ministerium für Soziales, Arbeit, Gesundheit und Demografie, Referat für Reden und Öffentlichkeitsarbeit (2013): *Rahmenlehrplan und Ausbildungsrahmenplan für die Ausbildung in der Gesundheits- und Krankenpflege und Gesundheits- und Kinderkrankenpflege des Landes Rheinland – Pfalz*. Online unter:https://msagd.rlp.de/fileadmin/msagd/Gesundheit_und_Pflege/GP_Dokumente/Berichte_aus_der_Pflege_1.pdf.

Myers, D. (2014). *Psychologie*. Berlin, Heidelberg: Springer-Verlag.

Neuberger, O. (1994). *Führen und geführt werden. Basistexte Personalwesen*. Stuttgart: Enke.

Neuweg, G. H. (2004). *Könnerschaft und implizites Wissen. Zur lehr- und lerntheoretischen Bedeutung der Erkenntnis- und Wissenstheorie Michael Polanyis*. Münster: Waxmann-Verlag GmbH.

Nowossadeck, E. (2012): *Demografische Alterung und Folgen für das Gesundheitswesen*. GBE kompakt 3 (2). Berlin: Robert Koch-Institut. Retrieved from: https://www.rki.de/DE/Content/Gesundheitsmonitoring/Gesundheitsberichterstattung/GBEDownloadsK/2012_2_Demografischer_Wandel_Alterung.pdf?__blob=publicationFile.

Oerter, R., Montada, L. (1987). *Entwicklungspsychologie*. Weinheim: Psychologie Verlags Union.

Österreichischen Gesundheits- und Krankenpflegeverband (ÖGKV), Schweizer Berufsverband der Pflegefachfrauen und Pflegefachmänner (SBK) und dem Deutschen Berufsverband für Pflegeberufe (DBfK) (2010): *ICN-Ethikkodex für Pflegende*. Retrieved from: http://www.deutscher-pflegerat.de/Downloads/DPR%20Dokumente/ICN-Ethik-E04kl-web.pdf.

Peplau, H. (2015). Die Theorie zwischenmenschlicher Beziehungen in der Pflege. In A. Werner O`Toole, S. Rouslin Welt (Hrsg.), *Zwischenmenschliche Beziehungen in der Pflege – Ausgewählte Werke* (19 – 77). Bern: Verlag Hans Huber, Hogrefe AG.

Polit, D. F., Beck, C. T., Hungler, B. P. (2004). *Lehrbuch Pflegeforschung. Methodik, Beurteilung und Anwendung*. Bern: Huber.

Schewior-Popp, S. (2014): *Lernsituationen planen und gestalten. Handlungsorientierter Unterricht im Lernfeldkontext*. Stuttgart: Thieme, 2. aktualisierte Auflage.

Schewior-Popp, S. (2015). Alles eine Illusion? Was ist für das Lernen wirklich wichtig? Die „Hattie-Studie": Ergebnisse, Diskussionen, Konsequenzen. *Padua (10)*4, 243–246.

Schnell, M. W., Heinritz, C. (2006). *Forschungsethik. Ein Grundlagen- und Arbeitsbuch für die Gesundheits- und Pflegewissenschaft.* Bern: Huber.

Stahl, E. (2010). Die Kunst der Entfesselung. Vom Umgang mit lähmenden Beziehungsdefinitionen. In F. Schulz von Thun, D. Kumbier (Hrsg.), *Impulse für Kommunikation im Alltag. Kommunikationspsychologische Miniaturen 3* (71 – 114). Hamburg: Rowohlt Verlag.

Statistische Ämter des Bundes und der Länder (2010). *Demografischer Wandel in Deutschland. Auswirkungen auf Krankenhausbehandlungen und Pflegebedürftige im Bund und in den Ländern.* Wiesbaden: Statistisches Bundesamt. Retrieved from: https://www.destatis.de/DE/Publikationen/Thematisch/Bevoelkerung/DemografischerWandel/KrankenhausbehandlungPflegebeduerftige5871102109004.pdf?__blob=publicationFile.

Statistisches Bundesamt (2016): *Sterbetafel 2013/2015. Methoden- und Ergebnisbericht zur laufenden Berechnung von Periodensterbetafeln für Deutschland und die Bundesländer.* Retrieved from: https://www.destatis.de/DE/Publikationen/Thematisch/Bevoelkerung/Bevoelkerungsbewegung/PeriodensterbetafelErlaeuterung5126203157004.pdf?__blob=-publicationFile.

Statistisches Bundesamt (2017). *Anzahl der Auszubildenden Gesundheits- und Krankenpfleger in deutschen Krankenhäusern nach Bundesländern im Jahr 2016.* Retrieved from: https://de.statista.com/statistik/daten/studie/546475/umfrage/auszubildende-gesundheits-und-krankenpfleger-in-krankenhaeusern-nach-bundeslaendern/.

Steinke, I. (1999). *Kriterien qualitativer Forschung. Ansätze zur Bewertung qualitativ-empirischer Sozialforschung.* Weinheim und München: Juventa.

Steinke, I. (2015). Gütekriterien qualitativer Forschung .In U. Flick, E. von Kardorff, I. Steinke (Hrsg.), *Qualitative Forschung. Ein Handbuch* (319-331). Reinbek: Hamburg.

Stemmer, R., Bartholomeyczik, S. (2016). *Ethikkodex Pflegeforschung der Deutschen Gesellschaft für Pflegewissenschaft.* Retrieved from: http://www.dg-pflegewissenschaft.de/pdf/FragenEthReflexion.

Thiele, A. (2017). *Entstehung von Belastungen bei Auszubildenden in der Gesundheits- und Krankenpflege während der praktischen Einsätze. Eine qualitative Untersuchung mit dem Grounded-Theory-Ansatz.* o. O.: o. V..

Trautner, H. M. (1992). *Lehrbuch der Entwicklungspsychologie. Band 1: Grundlagen und Methoden.* Göttingen: Hogrefe Verlag.

Trautner, H. M. (1997). *Lehrbuch der Entwicklungspsychologie. Band 2: Theorien und Befunde.* Göttingen: Hogrefe Verlag.

Ver.di – Vereinte Dienstleistungsgewerkschaft (Hrsg.) (2016): *Ausbildungsreport Pflegeberufe 2015.* Berlin: PrintNetwork. Retrieved from: https://www.verdi.de/++file++56e682d-e6f68441f5300004c/download/Ausbildungsreport%20Pflege%202015.pdf.

Waack, S. (2018). *Glossar für Hattie-Begriffe.* Retrived from: https://visible-learning.org/de/glossar-hattie-begriffe/#4_Glaubwuerdigkeit_der_Lehrperson_Teacher_credibility.

Weidemann, B. (1993). Lernen – Lerntheorie. In D. Lenzen (Hrsg.), *Pädagogische Grundbegriffe* (1004-1005). Reinbek bei Hamburg: Rowohlt Taschenbuch Verlag.

Weinert, A. B. (2015): *Organisations- und Personalpsychologie.* Weinheim, Basel: Beltz. 6. neu ausgestatte Auflage.

The manufacturer's authorised representative in the EU is Springer Nature Customer Service Centre GmbH, Europaplatz 3, 69115 Heidelberg, Germany. If you have any concerns regarding our products, please contact ProductSafety@springernature.com

Printed and bound by CPI Group (UK) Ltd, Croydon, CR0 4YY

25/03/2026

02078212-0006